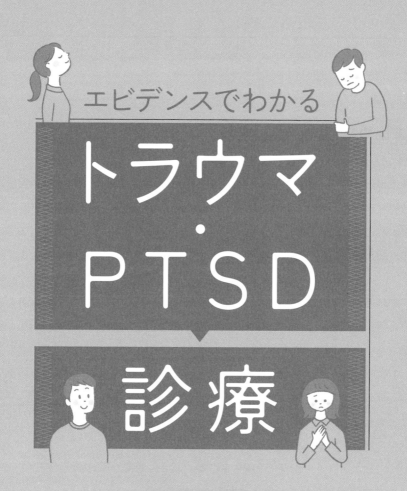

エビデンスでわかる

トラウマ・PTSD 診療

大江 美佐里

久留米大学医学部神経精神医学講座

じほう

はじめに

　本書は，心的外傷後ストレス症（post traumatic stress disorder；PTSD）や関連疾患の診療を専門としていない精神科医や，この領域の診断・治療に興味のある支援者の方に向けて書かれています。項目ごとに単独で読めるようにしていますので，パラパラ眺めて興味のあるところから読んでいただくのをお勧めします。

　これまで，「PTSD といわれると診療に二の足を踏んでしまう」という声をよくお伺いしてきました。私自身，以前久留米大学医学部神経精神医学講座に在籍されていた前田正治先生（現 福島県立医科大学災害こころの医学講座）のご指導のもと2000年代にトラウマ臨床を始めた際，通常の精神科診療とは異なるものを感じ，戸惑っていました。当時はその戸惑いが一体何なのかをうまく言葉にできないまま，『心的トラウマの理解とケア（じほう，2001年）』を手引きとして見様見真似で取り組んでいました。

　その後，トラウマ焦点化治療を学びながらも，通常の保険診療の枠内でいかにトラウマ臨床を行うか，ということに興味をもってきました。さらには，2009〜2011年のスイス・チューリヒ大学病院精神科精神療法科（当時）のUlrich Schnyder教授（現 チューリヒ大学名誉教授）のもとでの臨床研究生活を契機に国際的な動向に触れる機会も増え，bio-psycho-social-spiritual な視点でPTSDや関連疾患を考える土台ができたように思います。

今回，本書を執筆する直接のきっかけとなったのは，2022年6月に福岡で開催された第118回日本精神神経学会学術総会でした。地元の九州開催でしたので，久留米大学で同僚とともに実践を重ねてきた心理教育について紹介しました。また，ICD-11におけるComplex PTSDの診断や治療について，さらにはトラウマ臨床を一般精神科で行うにはどうしたらよいかを考える機会をいただきました。会場で多くの出会いがあるなか，じほうの牛田充彦氏より本書執筆のお誘いをいただきました。

　本書の構造（項目ごとの記載スタイル）はすでに牛田氏のなかで固まっており，私はその枠組みのなかでこれまでの臨床について振り返り，過去の戸惑いと自分なりの対処を言語化しながらまとめていったように思います。各項目にはエビデンスの紹介もありますが，どのエビデンスを取り出して紹介するかについては著者の私の意思が含まれています。ですから，本書は診療ガイドラインやエキスパートコンセンサスのようなものではなく，あくまでこの領域の基本を，筆者の立場・視点より論じている書籍だと考えていただければ幸いです。

　本書を読んで，トラウマ臨床に少しでも興味をもっていただける人が増えることを願っています。

2023年9月
久留米大学医学部神経精神医学講座　大江美佐里

目　次

本書のご利用にあたって

　本書の記載内容が最新かつ正確であるよう最善の努力をしておりますが，診断・治療に関する情報や各種法令，ガイドラインは変更・改正されることがあります。そのため，本書を利用される際は注意を払われるようお願い申し上げます。　　　　　株式会社　じほう

第 **1** 章

総　論

1

心的外傷的出来事とは

ポイント！

- ストレス因(stressors)と心的外傷的出来事(traumatic events)との境界は必ずしも明瞭ではないため，症例ごとに検討する必要があります。
- 意図的になされる出来事(テロや暴力)と，自然災害のように避けることができない出来事では反応のあり方が異なります →エビデンス ❶ [1]。

基礎知識

1. 典型的な心的外傷的出来事

　まったく何も困難のない人生というものはありません。人生上に起こる大きな出来事はlife eventsとよばれますが，その意味は万人にとって同じではなく，典型的な心的外傷的出来事 表1 も起こりえます。事例イメージは，本書の「第6章 領域別の診療のポイント：事例イメージをもとに」で解説しますので参考にしてください。

　米国精神医学会の精神疾患の診断・統計マニュアル(diagnostic and statistical manual of mental disorders- 5；DSM- 5)でも，心的外傷的出来事の例をあげています。身体疾患についてDSM- 5 では，「生命を脅かす病気または体を衰弱させる医学的状態は，必ずしも外傷的出来事とはみなされない」としています。そして，心的外傷的出来事とみなされるのは，例えば手術中の覚醒やアナフィラキシーショックのような突然の出来事だとしています[1]。

表1 ストレス因と心的外傷的出来事の例

ストレス因の例	心的外傷的出来事の例
恋愛関係の終結	身体的暴行
結婚	性的暴力
仕事上の著しい困難	監禁（戦争の捕虜として）
身体疾患の罹患*	拷問
入学	テロ攻撃
実家を離れること	自然災害
親になること	人為災害
引退	重大な自動車事故

＊：「身体疾患の罹患」は，急性で生命の危機に直面するものについては心的外傷的出来事に該当するが，単に将来死の転帰をとりうる身体疾患の罹患では該当しない（その場合はストレス因となり，適応反応症に該当する）
〔大江美佐里：小児科，59：263-268，2018より〕

2。心的外傷的出来事の判断

　また，DSM-5では，一見出来事の種類別に心的外傷に該当するか分類できるように書かれているようにみえますが，「これらに限定されない」といったあいまいな表現がなされていることにも気をつける必要があります。そのため，臨床上，患者の体験が心的外傷的出来事に該当するか迷う場合には，一般論として該当するかどうか，同僚の医師・心理職スタッフなどに相談し客観的な助言を求めるのもよいでしょう。ただし，守秘義務違反とならないよう十分な配慮が必要です。また，何を心的外傷的出来事とみなすかについては，これまでも診断基準や診断要件が見直されるごとに変化しています。「心的外傷に必ずしも該当しないとされる出来事でも心的外傷後ストレス症（post traumatic stress disorder；PTSD）類似の症状は出現し，診断と支援の必要性は必ずしも1対1対応ではない」と考えることが重要です →エビデンス❷。

押さえておきたいエビデンス

PTSD有病率は非意図的な出来事と意図的な出来事で経過が異なる

　1998～2010年までの文献をまとめた2013年の総説[2]では，意図的な出来事（例：暴力や戦争）と非意図的な出来事（例：地震や交通事故）とに分けて，PTSD有病率の推移を調査しました。その結果，非意図的な出来事の場合はPTSD有病率が減少する傾向にある一方で，意図的な出来事では半年から1年の経過で有病率は増加していました 図1 。

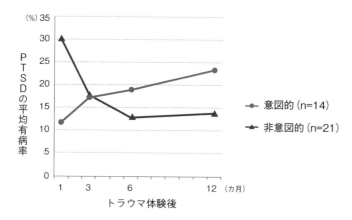

図1　DSM-5のトラウマ体験カテゴリを意図的，非意図的で分類した際のPTSDの平均有病率
〔Santiago PN, et al：PLoS One, 8：e59236, 2013より〕

DSM-5で心的外傷とみなされない出来事もPTSD，CPTSD症状が出現

　WHOの国際疾病分類第11回改訂版（international statistical classification of diseases and related health problems-11；ICD-11）でのPTSDやComplex PTSD（CPTSD）の診断要件では，心的外傷的出来事に関する基準は「極度に脅威や戦慄を引き起

こす単回または複数回の出来事」となっており（「第1章 ④ICD-11でのPTSD・Complex PTSD診断」参照），DSM-5よりも緩やかな形で表現されています。Hylandら[3]は，DSM-5では心的外傷的出来事とみなされていない5つの出来事〔情緒的虐待（歓迎されず価値がないと感じさせる体験）〕，ネグレクト，いじめ[*]被害（オンラインとオフライン），ストーカー被害，拒絶（他者からの侮辱）〕について，ICD-11のPTSDやCPTSD症状群との関連を検討しました。その結果，ストーカー被害はPTSD症状群と，情緒的虐待，ネグレクト，いじめ被害はCPTSD症状群との関連が高いことが示されました。そのため，Hylandらは，心的外傷的出来事の基準を今後再検討していくべきと指摘しています。

> ＊：DSM-5-TRで新たに「いじめは，深刻な危害や性的暴力の脅威が起こる信憑性のある場合」にトラウマ体験とみなされる場合がある，と記載されています。

文　献

1) American Psychiatric Association，日本精神神経学会・日本語版用語監修：DSM-5-TR 精神疾患の診断・統計マニュアル．医学書院，2023
2) Santiago PN, et al：A systematic review of PTSD prevalence and trajectories in DSM-5 defined trauma exposed populations: intentional and non-intentional traumatic events. PLoS One, 8：e59236, 2013［PMID：23593134］
3) Hyland P, et al：Does requiring trauma exposure affect rates of ICD-11 PTSD and complex PTSD? Implications for DSM-5. Psychol Trauma, 13：133-141, 2021［PMID：32915045］

2

PTSD発症に関連する因子

ポイント！

- 心的外傷的出来事の種類によってPTSDの発症率は異なります。
- 特に，対人関係に由来する出来事ではPTSD発症率が高くなります。

基礎知識

1. PTSDの疫学

わが国でのPTSD有病率は，12カ月間で0.7%，生涯有病率は1.3%とされています →エビデンス❶ 。PTSDは，女性に多く発症する疾患とされていますが，そもそも男性と女性では心的外傷として体験する出来事の内容が異なっています（例えばエビデンスでは男性は戦闘が多く，女性はレイプ被害が多い）。性的暴力，戦闘，身体的暴力といった対人関係に関連する出来事ではPTSD発症率が高くなります →エビデンス❷ 。

2. PTSDのリスク因子

PTSDを発症しやすい因子（リスク因子）としてトラウマ体験以前の因子，トラウマ体験に関連する因子とともに，トラウマ体験後の因子があります 表1 [1]。トラウマ体験後のソーシャルサポートの存在はPTSDの発症と大きな関連があります。ソーシャルサポートは，日本語で社会的支援ともいいます。人と人とのつながりによる支援のことを指します。困ったときに相談できるところ，とイメージするとわかりやすいかもしれません。例えば友人や家族，行政の窓口，医療機関や福祉施設などがあります。

表1 PTSDのリスク因子

トラウマ体験以前の因子	トラウマ体験の因子	トラウマ体験後の因子
■ 社会経済的地位が低い ■ 養育者からのネグレクト ■ 精神科疾患の既往歴・家族歴 ■ 女性 ■ ソーシャルサポートの不足	■ 程度，頻度，期間 ■ 初期のトラウマ反応 ■ トラウマ体験が予測不能でコントロールできない性質であるか	■ ソーシャルサポートの欠如 ■ 人生上のストレス ■ 早期発見・早期治療ができなかったこと

〔Kirkpatrick HA, et al : Int J Psychiatry Med, 47 : 337-346, 2014より作成〕

押さえておきたいエビデンス

エビデンス①

日本でのPTSD有病率

World Mental Health Surveyの一環として日本で行われた面接調査[2]で，1,682名のデータより心的外傷体験とPTSD有病率が分析されました。その結果，対象者のうち60%に何らかのトラウマ体験が認められ，PTSDの生涯有病率は1.3%，12カ月有病率は0.7%でした。

エビデンス②

男女別のトラウマ体験・PTSD有病率

DSM-III改訂版（-R）のPTSD診断基準を用いた5,877名（15〜54歳）を対象とした調査[3]では，PTSDを最も発症しやすい出来事は男女ともにレイプでした 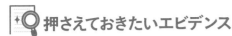 。また，男性では戦闘体験，女性では身体的暴力被害もPTSDを発症する割合が高い出来事でした。

男性

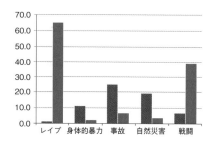

女性　　　　　　　　　　　　■ トラウマ体験　■ PTSD

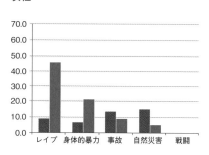

図1 男女別のトラウマ体験割合とPTSD有病率

〔Kessler RC, et al : Arch Gen Psychiatry, 52 : 1048-1060, 1995より作成〕

文　献

1) Kirkpatrick HA, et al : Post-traumatic stress disorder: theory and treatment update. Int J Psychiatry Med, 47 : 337-346, 2014［PMID : 25084856］
2) Kawakami N, et al ; World Mental Health Survey Japan : Trauma and posttraumatic stress disorder in Japan: results from the World Mental Health Japan Survey. J Psychiatr Res, 53 : 157-165, 2014 ［PMID : 24572682］
3) Kessler RC, et al : Posttraumatic stress disorder in the National Comorbidity Survey. Arch Gen Psychiatry, 52 : 1048-1060, 1995［PMID : 7492257］

1章 3

DSM-5でのPTSD診断

- DSM-5では，PTSDの中核症状は4つに定められています。
- 機能障害があって始めて診断が成立します。
- 解離症状には特定用語が設定されています。

基礎知識

1。PTSDの症状と期間

　心的外傷的出来事を体験しているかどうかの判断は「**第1章-11**患者の担当医となること：「中立な判定者」ではなく支援者の一員として」で説明しますので，本項では症状と期間を中心に紹介します。

　DSM-5では，

- 侵入症状（B基準）
- 回避症状（C基準）
- 認知と気分の陰性の変化（D基準）
- 覚醒度と反応性の著しい変化（E基準）

の4つの症状が示されています **表1** [1]。それぞれの基準に複数の項目が設定されており，規定の項目数を満たし，症状も基準をすべて満たす必要があります。さらに，期間は症状の持続が1カ月以上あることが必要とされています **図1**。また，臨床的に意味のある苦痛，または社会的，職業的，その他の領域での機能障害を引き起こしていることも確認すべきです。

表1 PTSD症状の例

侵入症状の例	回避症状の例	認知と気分の陰性の変化の例	覚醒度と反応性の著しい変化の例
■ 悪夢 ■ フラッシュバック（心的外傷的出来事が再び起こっているように感じ，行動する） ■ 心的外傷的出来事を思い起こすようなきっかけによる強烈な心理的苦痛	■ 心的外傷的出来事に結びつく人や場所を避ける ■ トラウマ体験について考えないようにする	■ トラウマ体験について，自分自身を過度に非難するような認識をもっている ■ 周囲から孤立している感覚 ■ 恐怖，戦慄，怒り，罪悪感，恥という感覚が持続している	■ 人や物に対するいらだたしさ ■ 過度の警戒心 ■ 集中困難 ■ 睡眠障害

〔大江美佐里：小児科，59：263-268，2018より〕

AからHまでの基準を満たす必要がある

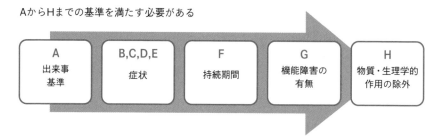

図1 DSM-5のPTSD診断の構造

〔American Psychiatric Association：DSM-5-TR 精神疾患の診断・統計マニュアル．医学書院，2023より作成〕

②。特定用語としての解離症状

　DSM-5のPTSD診断では，離人感，現実感消失のいずれかを伴う場合に「解離症状を伴う」という特定用語をつけるよう指示されています。解離症状（「第1章 ⑨ 解離症状」参照）を伴うPTSDでは，解離症状を伴わないPTSDと比較して，うつ症状，不安症状，敵意で高い症状を示すという研究結果があります →エビデンス❶ 。

③。急性ストレス症

急性ストレス症（acute stress disorder）は，トラウマ体験の後，3日以降から1カ月以内に限定された診断名です。急性ストレス症を呈していなければ，後のPTSD発症リスクも低いことが示されています →エビデンス② 。

押さえておきたいエビデンス

エビデンス①

解離を伴うPTSDでうつ症状，不安症状，敵意が高スコア

性的暴力やレイプの被害者351名を対象とした調査[2] では，PTSD症状を潜在クラス分析を用いて4群に分類しました。その結果，解離性PTSD（13.1%），高症状PTSD（25.8%），中症状PTSD（33.3%），ベースライン（27.8%）と名づけられた4群のうち，解離性PTSDと分類された群でうつ症状，不安症状，敵意のスコアが最も高いという結果になりました。

エビデンス②

急性ストレス症とPTSD発症の関係

オーストラリアの5病院に入院した596名の患者に対して，DSM-5診断での急性ストレス症とPTSDの発症割合を前方視的に調べた研究[3] では，急性ストレス症と診断された患者のうち43%が3カ月後にPTSDと診断されていました。陽性的中率はそれほど高くありませんでしたが，陰性的中率は高く，急性ストレス症を発症していなければ，後のPTSD発症リスクも低いことが強く示唆されました。

文 献

1) American Psychiatric Association, 日本精神神経学会・日本語版用語監修：DSM-5-TR 精神疾患の診断・統計マニュアル. 医学書院, 2023

2) Armour C, et al : The DSM-5 dissociative-PTSD subtype: can levels of depression, anxiety, hostility, and sleeping difficulties differentiate between dissociative-PTSD and PTSD in rape and sexual assault victims? J Anxiety Disord, 28 : 418-426, 2014 [PMID : 24568742]

3) Bryant RA, et al : A comparison of the capacity of DSM-IV and DSM-5 acute stress disorder definitions to predict posttraumatic stress disorder and related disorders. J Clin Psychiatry, 76 : 391-397, 2015 [PMID : 25562379]

ICD-11での
PTSD・Complex PTSD診断

ポイント！

- ICD-11ではPTSDの中核症状を3症状とする一方で，Complex PTSD（CPTSD）診断が加わりました。
- CPTSDの診断は，PTSDの中核症状以外に自己組織化の障害とよばれる3つの症状を示すことが必要条件となっています 図1 。
- DSM-5とは異なる方針で診断要件がまとめられていることに注意が必要です 表1 。
- CPTSD患者では，PTSD患者と比較して機能障害の重症度が高いことが示唆されています →エビデンス① 。

基礎知識

● Complex PTSD（CPTSD）の診断

　ICD-11はすでに英語版が発表されていますが，診断要件の正式な和訳は2023年7月現在発表されていません。そのため，日本でのICD-11の使用は，正式な和訳の発表後になると予想されます。以下は，英語版の情報によるものです。PTSDの中核症状は，DSM-5では4症状でしたが，ICD-11ではDSM-IVに似た3症状で構成されています。ただし，ICD-11での「現在における再体験」症状は単なる体験の思い出しではなく，「いま，ここで」起きているかのような体験でなければならないと強調されています[1]。また，機能障害が生じて初めて

PTSDといえることは，DSM-5とICD-11の間で共通しています。

　CPTSDでは，典型的には反復する長期の心的外傷的出来事（例えば，拷問や児童期の性的虐待など）が想定されていますが，単回の出来事によっても診断されるとしています。このように，ICD-11では出来事の種類によってPTSDとCPTSDを分類せず，あくまで出現している症状の種類によって診断します。CPTSDでPTSD症状以外に必要とされる3症状は，自己組織化の障害（disturbance in self-organization；DSO）と総称されます。CPTSD診断がついた場合，PTSD診断からは除外されます。

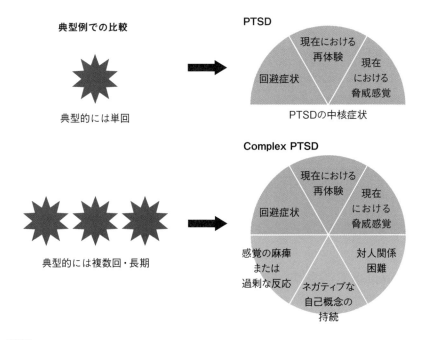

図1　ICD-11でのPTSDとComplex PTSD
〔Maercker A, et al：Lancet, 400：60-67, 2022より改変〕

表1 DSM-5とICD-11のPTSD症状の比較

DSM-5 PTSD	ICD-11 PTSD	ICD-11 CPTSD
侵入症状	現在における再体験	現在における再体験
回避症状	回避症状	回避症状
認知と気分の陰性の変化	現在における脅威感覚	現在における脅威感覚
覚醒度と反応性の著しい変化		
		感覚の麻痺または過剰な反応
		ネガティブな自己概念の持続
		対人関係困難

ICD-11の和訳は仮のものである
〔大江美佐里，他：精神医学，61：255-260，2019より一部改変〕

押さえておきたいエビデンス

エビデンス①

PTSDとCPTSDの相違点

　ICD-11でPTSDとCPTSDの2診断に分けることが妥当であるかどうかについて，PTSD症状の3因子モデル，CPTSD症状の6因子モデル，そしてPTSDとCPTSDとの明確な区分がつくかどうか，の3点を対象に過去の文献から検討しました[2]。その結果，各モデルへの当てはまりはおおむね良好であると判定されました。ICD-11ではDSM-5よりもPTSD有病率が低くなりましたが，その要因の1つとして再体験症状の用件が厳しいことがあげられています。また，CPTSD患者では，PTSD患者と比較して機能障害の重症度が高いことが示唆されました。

文　献

1) Maercker A, et al : Diagnosis and classification of disorders specifically associated with stress: proposals for ICD-11. World Psychiatry, 12 : 198-206, 2013［PMID : 24096776］
2) Brewin CR, et al : A review of current evidence regarding the ICD-11 proposals for diagnosing PTSD and complex PTSD. Clin Psychol Rev, 58 : 1-15, 2017［PMID : 29029837］

トラウマ体験に特徴的な症状

（記念日反応, 生き残り罪責感）

ポイント！

- 診断基準や診断要件に必ずしも明記されてはいませんが, 記念日反応(アニバーサリー反応)や生き残り罪責感(survivor's guilt)はトラウマ体験に関連した症状として重要な所見です。

基礎知識

1. 記念日反応

　記念日反応は, アニバーサリー反応ともよばれます。心的外傷的出来事が起きた日や季節が近づくと, 出来事のことを思い出すきっかけが増えるため, 多くの方が調子を崩します。一見不思議に感じられるかもしれませんが, 調子を崩した理由から周囲が先に記念日反応と気づく事例もあります →エビデンス❶ 。例えば, 私たちもキンモクセイのにおいから秋を感じ取りますが, こうした季節の変化を体感することが記念日反応のきっかけとなることもあります。

2. 生き残り罪責感

　生き残り罪責感は, 典型的には死者が生じた心的外傷的出来事を体験した生存者で生じます。「なぜ自分が助かったのか」と自分を責め, 極端な場合には出来事の原因や結果の認識が非現実的となり, 持続的に歪んだ認識となることがあります →エビデンス❷ 。こうした場合, DSM-5のPTSD症状として診断基準

D「認知と気分の陰性の変化」の（3）にある，「自分自身や他者への非難につながる，心的外傷的出来事の原因や結果についての持続的でゆがんだ認識」[1]に該当する事例もあります。

押さえておきたいエビデンス

エビデンス❶

トラウマ体験が多いほど記念日反応も頻繁に認められる

　湾岸戦争に従事した帰還兵とその配偶者に従軍の6年後に月ごとのPTSD症状を尋ねた研究[2]では，記念日反応は偶然よりも高い確率でみられました。さらに，トラウマ体験の数が多い者に，より頻繁に認められていました。配偶者の報告は帰還兵の報告とほぼ一致していました。また，帰還兵自身が自覚していない記念日反応を配偶者が特定していました。

エビデンス❷

生き残り罪責感には認知モデルを踏まえた介入が可能

　生き残り罪責感についての過去の文献をまとめ認知的アプローチを検討した研究[3]では，生き残ることで自身が不当に利益を得たという認識（公平ではなく自分が助かり他者が亡くなった）が中核にあるとしています 図1 。また，不公平という認識を取り上げるような形の介入が可能ではないかと提案しています。

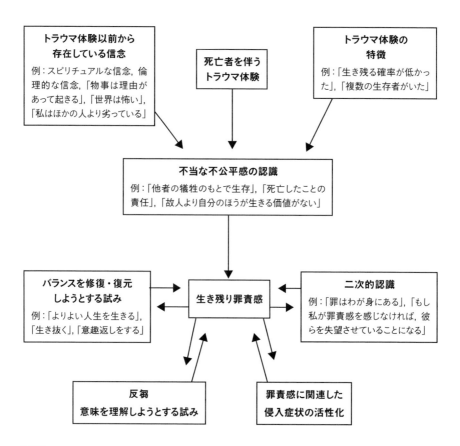

図1 生き残り罪責感の認知モデル

〔Murray et al. : Cogn Behav Therap, 14 : e28, 2021より〕

文　献

1) American Psychiatric Association, 日本精神神経学会・日本語版用語監修：DSM-5-TR 精神疾患の診断・統計マニュアル. 医学書院, 2023

2) Morgan CA 3rd, et al : Anniversary reactions in Gulf War veterans: a follow-up inquiry 6 years after the war. Am J Psychiatry, 156 : 1075-1079, 1999 [PMID : 10401455]

3) Murray H, et al : Survivor Guilt: A Cognitive Approach. Cogn Behav Therap, 14 : e28, 2021 [PMID : 34557258]

発達特性・アタッチメントと トラウマ

- アタッチメント，トラウマ，発達特性の3者の臨床像は複雑に絡み合っていることがあります。
- 包括的に理解をすることがアセスメントと治療に役立つ場合もあります。

基礎知識

1。トラウマと児童期のアタッチメント，発達特性

　本書は成人のPTSDを中心に解説していますが，児童期のアタッチメントや発達特性の問題との関連も検討する必要があります（「第6章 ⑤ 児童期の複数回・長期のトラウマ」も参考にしてください）。子どもの場合，トラウマ・アタッチメント・発達特性の3者は相互に影響し合っているといわれています。例えば，不適切な養育環境では身体的虐待のようなトラウマ体験が引き起こされるだけでなく，アタッチメント形成が困難になったり，神経発達そのものにも影響を与えることがあります →エビデンス❶ 。例えば，PTSD症状と神経発達症に該当する注意欠如多動症（attention-deficit hyperactivity disorder；ADHD）症状には重複がみられ，臨床的にはっきりと鑑別するのが難しい場合もあります 図1 。

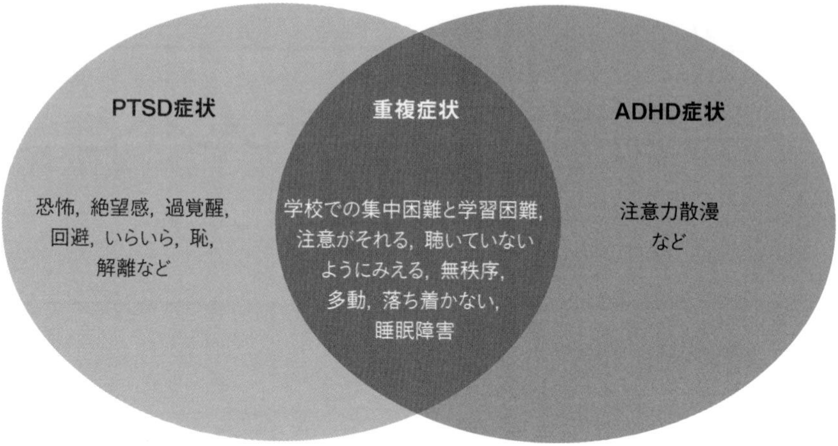

図1 PTSD症状とADHD症状

〔The National Child Traumatic Stress Network 2016より〕

②。反応性アタッチメント症と脱抑制性対人交流症

　アタッチメントを専門的な用語を用いずに表現すると，子どもでは「子ども
と，子どもを養育する人物との間で生じる特別な結びつき」となり，DSM-5
では，安楽，支え，保護，愛情を込めたものであるとされます。例えば，子ど
もが苦痛を感じると，子どもは養育者から安楽，支え，保護，愛情を得るため
の努力をし，養育者はそれに応えるという相互交流が生じます。こうした経験
を積み重ね，主要な養育者とのアタッチメント形成がなされます。

　アタッチメントが適切に行われない環境，例えば養育者に対して子供の比率
が高い施設にいたり，養育者が頻繁に変更される状況が持続すると，結果とし
て情動的に引きこもった行動をとる反応性アタッチメント症，あるいは不慣れ
な大人でも過度に馴れ馴れしい言動をみせる脱抑制性対人交流症という診断が
つくことがあります。これら2つの疾患は一見まったく異なる症状にみえます
が，アタッチメント形成がなされないということにより適切な対人距離がとれ
ないということで説明できます。

⟡🔍 押さえておきたいエビデンス

エビデンス①

ADHDとPTSDは双方向のリスク因子

ADHDとPTSDとの関連に関するメタ解析[1]では，健常成人と比較して，ADHD患者ではPTSDとなる相対リスクは2.9でした。それとは逆に，PTSD患者でADHDに罹患している相対リスクは1.7となっていました。著者らは，例えばADHD患者で（不注意などから）トラウマを体験する回数が増えるのではないかという点だけでは，こうしたリスクの上昇のすべてを説明できず，何らかの脆弱性が関わって双方向の相対リスクが上昇しているのではないかと論じています。

エビデンス②

安定的なアタッチメントが成人期のPTSD症状を緩和

アタッチメント不安は，分離，見捨てられ，または不十分な愛情を予期することや，他者の利用可能性と反応性へのこだわり，およびアタッチメント行動の過活性化を特徴とします。アタッチメント回避は，親密な関係の重要性の切り下げ，親密さや依存の回避，自立，アタッチメント行動の相対的な不活性化などを特徴とします[2]。

低収入のアフリカ系アメリカ人成人を対象に，成人期のPTSD症状，アタッチメント様式，児童期の不適切養育を調査した研究[3]では，アタッチメント回避とアタッチメント不安が高い場合には児童期の不適切養育とPTSD症状との間に強い関連が認められましたが，安定的なアタッチメントの場合では，児童期の不適切養育とPTSD症状との関連は認められませんでした。このことから，児童期不適切養育の悪影響が成人期のPTSD症状に発展することを，安定的なアタッチメントが緩和している可能性が示されました。

文　献

1) Spencer AE, et al : Examining the association between posttraumatic stress disorder and attention-deficit/hyperactivity disorder: a systematic review and meta-analysis. J Clin Psychiatry, 77 : 72-83, 2016 [PMID : 26114394]

2) Ravitz P, et al : Adult attachment measures: a 25-year review. J Psychosom Res, 69 : 419-432, 2010 [PMID : 20846544]

3) Crow TM, et al : The roles of attachment and emotion dysregulation in the association between childhood maltreatment and PTSD in an inner-city sample. Child Abuse Negl, 118 : 105139, 2021 [PMID : 34091237]

7 1章

悲嘆・遷延性悲嘆症

ポイント！

- 死別による悲嘆は誰にでも生じうるものであり，一律に病的悲嘆といえないことに注意が必要です。
- 悲嘆の診療では，喪の作業を行う喪失志向と新しい役割をみつけていく回復志向の両者を検討することが有用といわれています。

基礎知識

1．悲嘆（グリーフ，悲嘆反応）

　悲嘆（グリーフや悲嘆反応ともよばれる）は，親しい人との死別によって生じる心理的反応を指すもので，病的なものではありません。しかしながら，耐えがたい心理的苦痛・高いストレスレベルが長期にわたり続いた際には，治療の対象となることがあります 図1 [1]。

　ICD-11には，遷延性悲嘆症（prolonged grief disorder；PGD）という悲嘆に関連した疾患名があります。PGDでは死別の理由は不問で，強い精神的苦痛や個人へのとらわれや思慕が出現します[2]。また，悲しみ，罪悪感，怒り，否認，非難，死を受け入れることの困難，自分の一部を失ったような感覚も出現します[2]。PGDは6カ月以上，または文化的に正常とみなされる期間より長く症状が持続した場合に診断されます。

　DSMの場合，DSM-5ではPGDは存在しませんでしたが，DSM-5-TRで新たに登場しています[3]。これは，ICD-11でPGDが疾患名となった影響があったと考えられます。しかし，DSM-5-TRでの診断基準はICD-11と若干内容が異

なっており，少なくとも12ヵ月前（児童や青少年の場合は少なくとも6ヵ月前）の，悲嘆する者に親しかった人の死（基準A）があり，故人や死について，過去1ヵ月間ほぼ毎日起こる持続的悲嘆反応（基準B，C）があり，機能障害を引き起こして（基準D），文化や状況などに対して期待される基準を超えている（基準E）場合，除外診断（基準F）を経て診断されます。

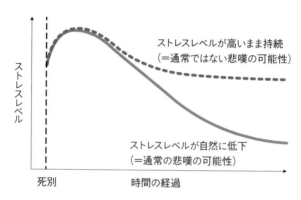

[図1] 死別後のストレスレベルの推移

〔瀬藤乃理子：通常の悲嘆とその支援．遺族ケアガイドライン2022年版（日本サイコオンコロジー学会，他・編），金原出版，p23，2022より〕

2．悲嘆症状の診療

　親しい人を自殺で失い第一目撃者になった場合などでは，PTSD症状と悲嘆症状の両方が認められることがあります。自殺による死別では，絶望感が遺された者の自殺念慮リスクとなることが研究[4]で示されています →エビデンス❶ 。

　悲嘆症状の診療を行う際，Margaret Stroebeらが提唱した「死別へのコーピングの二重過程モデル」を参照することが有用だとされています[1),5)] [図2] 。喪の作業を行う喪失志向と新しい役割をみつけていく回復志向の両者がともに必要であり，行きつ戻りつしていくという考え方は，トラウマ臨床とも通じるものがあると感じられます。このモデルの著者の一人Stroebeも名を連ねる最近のレビュー[6)]では，経験に起因する回避や反芻といった対処機制が病的悲嘆の持続

に関与している可能性が示されています →エビデンス❷ 。

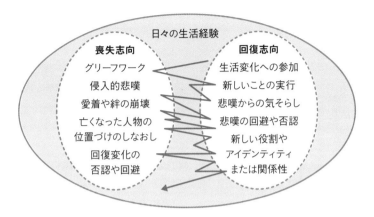

図2 死別へのコーピングの二重過程モデル

〔Neimeyer RA（Ed.）／富田拓郎，他・訳：喪失と悲嘆の心理療法；構成主義からみた意味の探究．金剛出版，p 71，2007より〕

押さえておきたいエビデンス

エビデンス❶

絶望感は自殺念慮の最大リスク因子

　自殺による死別を経験し，オンラインによる治療を受けることを希望した157名を対象とした研究[4]では，うつ症状や悲嘆症状，PTSD症状，絶望感と自殺念慮の関連が解析されました。その結果，絶望感（ベック絶望感尺度を利用）が最も高い自殺念慮のリスク因子となりました。

エビデンス❷

経験に起因する回避・反芻が病的悲嘆の持続に関与

　病的な悲嘆症状に感情を調節するような対処機制がどのように関連しているか，システマティック・レビューを用いて検討した研究[6]では，最終的に

64の研究，7,715名が対象となりました。検討の結果，経験に起因する回避と
反芻が病的な悲嘆症状の持続に関与すると結論づけています。

文　献

1) 瀬藤乃理子：死別にまつわる心理的苦痛；通常の悲嘆の概念とそのプロセス．精神医学，64：1573-1579，2022
2) 大江美佐里：PTSD，複雑性PTSD，遷延性悲嘆症の鑑別診断．精神科Resident，3：96-97，2022
3) American Psychiatric Association，日本精神神経学会・日本語版用語監修：DSM-5-TR 精神疾患の診断・統計マニュアル．医学書院，2023
4) Grafiadeli R, et al : Suicide risk after suicide bereavement: The role of loss-related characteristics, mental health, and hopelessness. J Psychiatr Res, 144 : 184-189, 2021［PMID : 34673315］
5) Stroebe M, et al : The dual process model of coping with bereavement: rationale and description. Death Stud, 23 : 197-224, 1999［PMID : 10848151］
6) Eisma MC, et al : Emotion Regulatory Strategies in Complicated Grief: A Systematic Review. Behav Ther, 52 : 234-249, 2021［PMID : 33483120］

8

適応反応症

> **ポイント！**
>
> ● 適応反応症はストレス因によって生じる疾患ですが，他の精神障害の基準を満たす場合には診断されません。
> ● そのため軽症とみなされがちですが，自殺念慮や自殺企図に至る事例があり注意が必要です[1]。

基礎知識

1. 適応反応症の診断

　適応反応症は，はっきりしたストレス因（「第1章 ①心的外傷的出来事とは」参照）（心的外傷的出来事に該当しないようなストレス因でも可）に反応して，情動面または行動面の症状が出る場合に診断されます　図1 。症状には抑うつ気分（落ちこみなど），不安（神経症など），素行の障害（仕事や学業の成績低下など）があります。他の精神障害の基準を満たさないことが条件なので，うつ病やPTSDと同時に診断されることはありません。PTSDとの関連では，体験が心的外傷的出来事の基準を満たさない場合や，PTSD症状の数が基準に該当しない場合に適応反応症と診断するよう記載されています。

　適応反応症の診断は，他の疾患の除外を行ったうえで確定していきます。他の精神科疾患のすべてが鑑別対象ですが，臨床上はうつ病やPTSD，不安症圏の疾患との鑑別を考えることが多いです。PTSDはストレス因ではなく，心的外傷的出来事を定められた形式で体験することが必要となります。うつ病では抑うつ気分や集中力減退をはじめとするうつ症状が2週間以上，ほぼ毎日存在

している必要があります。さまざまな事柄において必要以上に心配するという主訴があれば，全般性不安症との鑑別が必要です。

適応反応症ではストレス因との関連で症状が出現し，ストレス因が終結したら比較的速やかに症状が消失するはずですが，例えば職場の人間関係がストレス因で，長期に問題が持続する場合にいつまで適応反応症の診断をつけることができるのかについては議論が分かれており，慢性期に至った場合適応反応症の診断は成立しないという主張もあります。

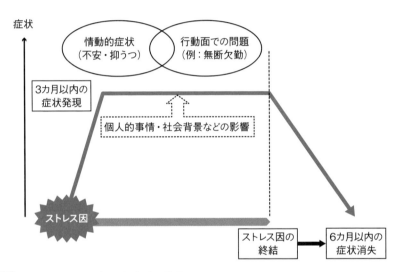

図1 DSM-5による適応障害診断の模式図

〔大江美佐里：適応障害の診断と対応：プライマリ・ケアで行うこと．あらゆる診療科でよく出会う 精神疾患を見極め，対応する 適切な診断・治療と患者への説明，専門医との連携のために（堀川直史・編）．羊土社，pp150-151，2013より〕

2。軽症でも自殺念慮や自殺企図に至る

ICD-11の作成にあたって，適応反応症を削除するかどうか議論となりました[2]。しかし，精神科医が多く使用している診断名であったため →エビデンス❶ 削除されなかったという経緯があるようです。

適応反応症は他の精神障害の基準を満たさないため一見軽症の疾患と思われがちですが，軽症であっても自殺念慮や自殺企図に至る事例はあり，注意が必要です[1] →エビデンス❷ 。

押さえておきたいエビデンス

エビデンス❶
精神科医の半数以上が適応反応症を診断

ICD-10からの改訂のため，2009年に44カ国4,887名の精神科医に対してオンライン調査が行われました[3]。そのなかで，ほぼ週1回以上使用する診断名を尋ねたところ，適応反応症は半数以上の精神科医が使用すると回答しました。半数以上の精神科医が使用すると回答した診断名はうつ病や統合失調症を含む9つで，そのなかで7位にランクされました。適応反応症は，「ゴミ箱的診断」と揶揄されがちな診断名ですが，実際には使用頻度の高い疾患であると改めて認識されました。

エビデンス❷
適応反応症は自殺・自殺未遂の高リスク因子

岩手県高度救命救急センターを受診した自殺・自殺未遂1,001件についての調査[4]では，全自殺企図者の29.9%がICD-10分類でのF4圏（適応反応症が分類される）で，33.4%のF3圏（うつ病などが分類される）に次いで2番目に高い割合でした。自殺企図の危険性の高い群である絶対危険群292名のなかでは，F3圏の43.5%，F2圏（統合失調症などが分類される）の15.4%に次いで15.1%と3番目に高い割合を示していました。

文　献

1) 張　賢徳：精神医療と自殺対策．精神神経学雑誌，114：553-558，2012

2) Maercker A, et al : Proposals for mental disorders specifically associated with stress in the International Classification of Diseases-11. Lancet, 381 : 1683-1685, 2013［PMID : 23583019］

3) Reed GM, et al : The WPA-WHO Global Survey of Psychiatrists' Attitudes Towards Mental Disorders Classification. World Psychiatry, 10 : 118-131, 2011［PMID : 21633689］

4) 遠藤　仁，他：自殺企図者の生命的危険性と関連する諸要因について；救命救急センターにおける身体的重症自殺企図群と軽症群の比較検討．日本精神科救急学会誌，12：60-73，2009

1章 9

解離症状

ポイント！

- DSM-5では離人感や現実感消失を伴う場合，「解離症状を伴うPTSD」という下位分類となります。
- 解離症状は児童期の虐待・ネグレクトや逆境体験との関連が高いとされており，臨床上での対応が重要です。

基礎知識

1. トラウマ体験後の解離症状

　DSM-5によると，解離とは「意識，記憶，同一性，情動，知覚，身体表象，運動制御，行動の正常な統合における破綻および/または不連続である」と定義されています。解離性健忘が自伝的情報の想起が不可能であることを指すように，解離は一時的に自分が自分として成立しない状態をいいます。

　トラウマ体験後に解離症状が生じることは多く，臨床上その対応が重要となります。PTSDの侵入症状であるフラッシュバックも解離によるものと考えられています。DSM-5のPTSD診断では「解離症状を伴う」という下位分類が設定されており，その症状として離人感と現実感消失があげられています。離人感とは，DSM-5では「自分の精神機能や身体から遊離し，あたかも外部の傍観者であるかのように感じる持続的または反復的な体験（例：夢の中にいるような感じ）」とされています。

②。離人感と現実感消失

　離人感と現実感消失を示す患者の割合は，PTSD患者の15〜30%といわれています[1] →エビデンス❶ 。また，児童期の虐待・ネグレクトなどがある場合に生じることも示されています →エビデンス❷ 。さらに，ICD-11のComplex PTSD診断との関連も報告されています →エビデンス❸ 。離人感，現実感消失の症状以外に，DSM-5の解離症群に該当する疾患もトラウマ体験と密接なつながりがあることが記されています。

押さえておきたいエビデンス

エビデンス❶
PTSD症状と解離症状の関係

　カナダのオンタリオ大学でPTSDと診断された患者134名（うち121名が女性，児童期の虐待による患者が多かった）を対象に，DSM-5のPTSD症状と解離の2症状（現実感消失と離人感）について，潜在クラス分析と確認的因子分析が行われました[2]。その結果，患者は中等度PTSD，重度PTSD，重度PTSDに解離症状が合併した群の3群に分かれました 図1 。解離症状を合併した群では，他の精神疾患との合併割合も高く，また児童期の虐待・ネグレクト体験の割合も他の群より高いという結果でした。

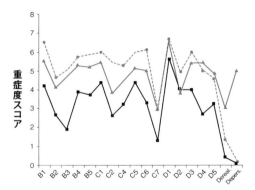

B1：侵入的想起
B2：悪夢
B3：解離性フラッシュバック
B4：リマインダーに曝露した際の心理的苦痛
B5：リマインダーに曝露した際の身体的反応
C1：考えたり感じたりすることを避ける
C2：人や場所を避ける
C3：解離性健忘
C4：興味減退
C5：他人からの疎隔

C6：感情の幅の縮小
C7：未来が短縮した感覚
D1：睡眠障害
D2：怒りの爆発
D3：集中困難
D4：過度の警戒心
D5：過剰な驚愕反応
Dereal.：現実感喪失
Depers.：離人感

図1 PTSDの解離サブタイプが存在することを示エビデンス

〔Steuwe C, et al：Depress Anxiety, 29：689-700, 2012より〕

エビデンス **2**

解離症状の重症度はPTSDの再体験症状と関連

　世界保健機関（WHO）が行ったWorld Mental Health Surveyのデータをもとにした研究で，16カ国25,018名に対してPTSDと解離症状（離人感と現実感消失）との関係の解析が行われました[3]。その結果，PTSDと診断された者のうち解離症状が認められた者は14.4%で，国の所得水準による違いはありませんでした。解離症状の重症度はPTSDの再体験症状と関連しており，また，男性，PTSDの児童期発症，児童期の逆境体験あり，重度の機能障害あり，自殺可能性の高い場合に有意に解離症状が認められていました。

エビデンス③

感情調節の問題，現在の再体験症状，対人関係の障害の3症状に
解離症状との関連

　英国のICD-11でのトラウマ体験を有する患者106名（うちComplex PTSD診断がついたのが69.1%）を対象とした調査[4]では，Complex PTSDの6症状のうち，感覚の麻痺または過剰な反応，現在における再体験，対人関係困難の3症状と解離症状との相関が認められました 表1 。

表1 各CPTSD症状と総合的およびサブスケールの解離スコアとの相関関係

解離スコア / CPTSD症状	解離スコア合計	現実感喪失／離人感	認知行動面の再体験	記憶と気づきのギャップ	感覚の誤認
PTSD（現在における再体験）	0.51**	0.28*	0.31*	0.47**	0.39**
PTSD（回避症状）	0.27*	0.15	0.17	0.24	0.21
PTSD（現在における脅威感覚）	0.43*	0.33*	0.26*	0.29*	0.33*
自己組織化の障害（感情調節不全）	0.57**	0.33*	0.43**	0.45**	0.40**
自己組織化の障害（ネガティブな自己概念の持続）	0.38**	0.33*	0.24	0.30*	0.23
自己組織化の障害（対人関係困難）	0.52**	0.24	0.32*	0.46**	0.35**

＊：p<0.01，＊＊：p<0.001
〔Hyland P, et al：J Trauma Dissociation, 21：62-72, 2020より〕

文　献

1) Ruth Lanius, et al : Dissociative Subtype of PTSD. National Center for PTSD(https://www.ptsd.va.gov/professional/treat/essentials/dissociative_subtype.asp)（アクセス日：2023年3月）
2) Steuwe C, et al : Evidence for a dissociative subtype of PTSD by latent profile and confirmatory factor analyses in a civilian sample. Depress Anxiety, 29 : 689-700, 2012［PMID : 22653764］
3) Stein DJ, et al : Dissociation in posttraumatic stress disorder : evidence from the world mental health surveys. Biol Psychiatry, 73 : 302-312, 2013［PMID : 23059051］
4) Hyland P, et al : The relationship between ICD-11 PTSD, complex PTSD and dissociative experiences. J Trauma Dissociation, 21 : 62-72, 2020［PMID : 31583967］

アディクション

- PTSDの併存疾患として，アディクション(アルコールや薬物，ギャンブルの問題など)は重要です。
- PTSDとアディクションの併存例には，どちらか一方であっても治療を開始することが有用です。

基礎知識

1. PTSDとアディクション

　PTSDとアディクションの併存は，臨床上重要な検討課題です。PTSD患者の40%にアルコールや薬物などの物質使用症（substance use disorder；SUD）が認められるといわれています[1]。その背景となる仮説として，SUDの患者は危険を察知する感覚が鈍くなっておりトラウマ体験に遭う可能性が高まること，そしてトラウマ体験によりさらに物質使用が増えてしまうという悪循環に陥ってしまうことが考えられます。アディクションがPTSD症状の一部を緩和させる可能性が示唆されるほか，内分泌系生物学的な要因の関与も推測されています　図1 。

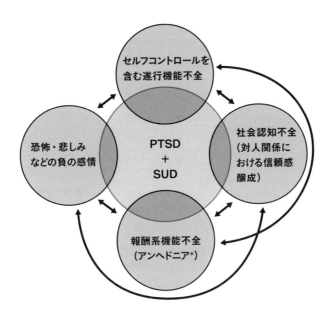

＊：幸福感のような，快の感情を得ることができない状態・快楽喪失

図1 PTSDとSUD合併例に関連する主要な領域
〔Hien DA, et al：Neurosci Biobehav Rev, 127：779-794, 2021より〕

2。PTSDとSUD合併例の治療

　PTSDとSUDが同時に認められた際の治療は，トラウマ焦点化PTSD治療（「第5章 トラウマ焦点化心理療法」参照）と行動療法的なSUDへの介入の両方が推奨されているものの，標準的なSUD治療でも患者にとって有益であるとされています →エビデンス❶ 。

　標準的なSUD治療として，ここでは有害飲酒への簡易介入であるFRAMESを紹介します 表1 。以前はSUD治療といえば断酒のみが有効といわれてきましたが，近年では本人が積極的に取り組める形で節酒に取り組むことはSUDの進行を防ぎ，心身への有害な影響を予防することにつながるとされます。例えば，飲酒内容を日記につけてもらい，助言するというやり方です。

表1 FRAMES

Feedback（フィードバック）	スクリーニング検査の結果を説明する
Responsibility（責任）	患者主導で目標を立てる
Advise（アドバイス）	節酒日記などに助言する
Menu（メニュー）	断酒か節酒か，選択肢をいくつか示す
Empathy（共感）	患者の苦労や悩みに共感する
Self-Efficacy（自己効力感）	小さい目標を達成して希望をもつ

〔五十野博基，他：日本臨牀，73：1528-1535，2015より一部改変〕

　PTSDとSUD合併例への治療プログラムとしてわが国で紹介されているものとして，シーキングセーフティがあります[2] →エビデンス❷ 。シーキングセーフティは，PTSDおよびSUDの併存に特化した心理療法で，25のトピックを用いて具体的なスキルの獲得を目指す方法です。トラウマ記憶への焦点づけといった高強度の介入は行わず，差し迫った臨床的ニーズである安全の確保を最優先とします。また，PTSDとSUDの相互の関連性に注目し，現実の問題に対して安全な対処スキルを身につけることを目的としています[6]。

　ギャンブル問題との関連として，病的賭博とPTSDの合併は17〜56％と報告されています[3]。

押さえておきたいエビデンス

エビデンス❶

トラウマ焦点化PTSD治療と行動療法的SUD治療でPTSD症状が軽減

　SUDとPTSDの両方に罹患している患者の治療に関するランダム化比較試験のレビューを行った2017年の研究では，24の論文が抽出されました[4]。ほとんどの研究で，介入群とコントロール群の両方で症状改善を認めていました。トラウマ焦点化PTSD治療と行動療法的なSUD治療の両者を行うことができれば，PTSD症状軽減に役立つため推奨されるとされましたが，そのよ

うな治療が行えなくても，標準的なSUD治療や対処行動に焦点を当てたアプローチでも患者にとって有用だという見解が示されました。

エビデンス❷

シーキングセーフティの治療効果

シーキングセーフティの治療効果に関して12の研究をメタ解析した研究では，PTSD症状得点の減少には中等度のエフェクトサイズ，SUDに関する症状得点の減少にはわずかな効果を認めました[5]。

文　献

1) International Society for Traumatic Stress Studies : Clinician Fact Sheet, Co-occurring PTSD and Substance Use Disorders. (https://istss.org/ISTSS_Main/media/Documents/PTSD-and-SUD-Fact-Sheet-FINAL-v2.pdf?lang=en-US)（アクセス日：2023年3月）

2) L. M. ナジャヴィッツ，著／松本俊彦，他・監訳：PTSD・物質乱用治療マニュアル「シーキングセーフティ」．金剛出版，2017

3) Moore LH 3rd, et al : Gambling Disorder and comorbid PTSD : A systematic review of empirical research. Addict Behav, 114 : 106713, 2021［PMID : 33268184］

4) Simpson TL, et al : No Wrong Doors: Findings from a Critical Review of Behavioral Randomized Clinical Trials for Individuals with Co-Occurring Alcohol/Drug Problems and Posttraumatic Stress Disorder. Alcohol Clin Exp Res, 41 : 681-702, 2017［PMID : 28055143］

5) Lenz AS, et al : Effectiveness of Seeking Safety for Co-Occurring Posttraumatic Stress Disorder and Substance Use. JJCD, 94 : 51–61, 2016

6) 石田哲也・訳：トラウマと物質乱用 臨床家のための実践ガイド．トラウマ関連疾患心理療法ガイドブック 事例で見る多様性と共通性（ウルリッヒ・シュニーダー，他・編／前田正治，他・監訳），誠信書房，2017

患者の担当医となること： 「中立的な判定者」ではなく 支援者の一員として

- 患者の担当医になり診療を行うことは，患者への支援の第一歩です →専門家の声❶。
- 患者の語りに静かに耳を傾けてみることから診療を開始することが理想 です。

基礎知識

● 患者の話に疑問をもったら

　トラウマ体験や類似の体験への心理的影響を主訴とする患者の担当医となる 場合に，「患者の話が虚偽ではないか，過大ではないか」ということを過剰に意 識してしまうこともあるでしょう。確かに，日常臨床では患者の語りに多くを 頼らざるをえないので，第三者からの見解が得られない場合，患者の語りに疑 いをもち事実に中立にありたいという気持ちが強まるかもしれません。発言内 容に疑問がある場合には，いったん保留として治療経過のなかで検討するとい うやり方もあります。

　理想は，患者の語りに静かに耳を傾けてみることから始めることです。PTSD

診断の際に，出来事に関する物的証拠を医師が集める必要まではありません→専門家の声❷,❸。ただし，児童虐待を疑う場合などのように，患者の発言のみを鵜呑みにしないよう心がけることも重要で，診療にはバランス感覚が求められます。

専門家の声

本項では，エビデンスの代わりに他の専門家の意見を抜粋して紹介します。

専門家の声❶ トラウマ支援では中立より被害者側に寄り添う

米国ジョージア州で臨床心理士として戦争避難者の支援にあたっているJavakhishvili教授は，トラウマを負った人に対する専門家としての立ち位置について，「クライアント（あるいは患者・避難民）が質の高いメンタルヘルスケアにまずアクセスできること，そして同時に提供されているケアが根拠に基づいたケアであることを第一に考えるべき」と述べています[1]。トラウマ支援では，中立よりさらに被害者の側に寄り添うことが求められることが端的に表現されています。

専門家の声❷ 心的外傷的出来事の客観的証拠がなくても PTSDと診断可能

心的外傷的出来事の証拠がはっきりしない場合に，医師がPTSD診断を下すことができるかどうかについて，岩井は「事実が未確定ならば，PTSD診断の当否について（鑑定）医は何も語ることができないのだろうか？　もちろん，そうではない」（注：括弧は筆者が加筆）として，「（被害者原告が主張するような）心的外傷体験があったとするならば，実際の臨床症状に鑑みて，原告はPTSDを発症したといえる」と論じています[2]。裁判では，出来事の認定を行うのは裁判官の役割です 図1。

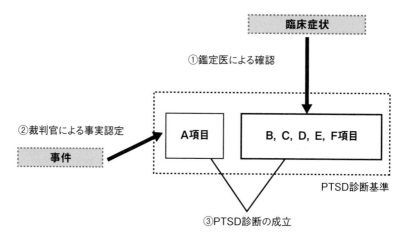

図1 裁判におけるPTSD診断の成立
〔岩井圭司：精神神経学雑誌，108：470-474，2006より〕

専門家の声❸ 患者の言葉をまずは事実と想定して治療を開始

　患者の語るトラウマ体験について，前田は「多くの場合は，患者の語る言葉をまずは外的にも事実であると想定して治療を始めるのが，医学の常道である。『階段から転んで足を痛めました』という患者の言葉が正確かどうか，実際に家まで行って確かめようとする外科医がいるだろうか」と論じています[3]。

文　献

1) 大江美佐里，他：戦災とトラウマ．トラウマティック・ストレス，20：107-122，2022
2) 岩井圭司：PTSD訴訟事例に関して；精神科医にできることとしなければならないこと．精神神経学雑誌，108：470-474，2006
3) 前田正治：トラウマ例に対するサイコセラピーと心理教育．PTSDの伝え方（前田正治，他・編），誠信書房，2012

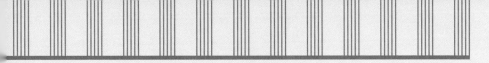

トラウマティック・ストレスはどうみなされてきたか

古代の死と災害―弔いの儀式の意味

　古代から，人は先人の死を弔ってきました。そのなかには不慮の事故死も多かったと思われます。弔いの儀式は，トラウマティック・ストレスからの回復の意味ももっていたかもしれません。病気に対する治療法も確立されておらず，公衆衛生の重要性も認識されていなかった時代には，疫病（伝染病）で命を落とすことも多かったと考えられます。当時はこうした伝染病の大流行も，災害と同じ扱いをされていたでしょう。集落同士の争い・戦争は，古代から絶えず続いていることも歴史的事実です。天災（地震，火災など）は，もちろん人類の歴史の初めから存在していますし，「火事と喧嘩は江戸の華」という言葉もあります。ここでは火事は自然災害（最初は人為災害かもしれませんが…）といえますし，喧嘩は対人暴力の一種といえるでしょう。

　このように，古くから外傷性ストレス因は存在していました。しかし，医学・心理学の発展がみられた近世・近代以降，トラウマティック・ストレスが注目を集めることになります。ただし，その注目は必ずしも肯定的なものだけではありませんでした。

技術の進化と人為的事故―神経症の誕生

　ライト兄弟が飛行機による有人動力飛行に成功したのは1903年であり，20世紀に入ってからです。また，蒸気機関車は19世紀の発明で，船が鉄製になったのも19世紀です。こうした発明によって，人類は地球上のどの生物よりも速く走る乗り物，どの生物よりも強い動力を手にしましたが，これにより人為的事故のありようが劇的に変化したと考えられます。また，1666年のロンドン火災

以降急速に普及した，火災保険をはじめとする損害保険は，事故の被害者が賠償金を受け取ることを可能にしました。

　こうした背景から，19世紀後半になり「賠償神経症」，「災害神経症」，「外傷神経症」という病態が出現し，この原因が脳自体の問題なのか，心理的な問題なのかということが議論されました。最終的には，こうした病態は心理的な問題とされるに至りました[1]。神経症とは，「心因性に生じる心身の機能障害」[1]ということですが，賠償神経症の場合は「より多く保護を受け，賠償金や年金を多く獲得したいという願望が動機となって発生する神経症」[1]とされました（神経症は自分が意図的に偽の症状を出す，いわゆる「詐病」とはまったく異なる機序で無意識的に出現します。しかし，実際には両者の区別をつけるのは困難な場合があります）。

戦争による外傷性ストレス因—メンタルヘルス・ケア調査

　外傷性ストレス因の1つとして戦争があります。第一次世界大戦で，「シェル（砲弾）ショック」という言葉が診断名として用いられました[1]。長時間の戦闘により限界点に達し，いらだちや不眠，感情コントロール不能，過敏状態となり，極端に驚く，失神するといった症状が出現しました。また，第二次世界大戦下の日本では，「戦争神経症」は「戦時神経症」とよばれ，多数の患者がいたといいます。もちろん，戦争によって一般国民にも多数の死傷者が出ましたが，戦闘・戦争体験者の調査は公衆衛生的視点というよりもむしろ神経症者の調査として取り扱われてしまい，PTSD症状に関する調査は遅れました。例えば，長崎での原子爆弾への被爆に関するメンタルヘルス・ケアを考慮した大規模調査は，終戦後半世紀近く経った1994〜1996年に行われました。その結果，近距離被爆者は遠距離被爆者に比べ精神健康度の高リスク者の頻度が高いことから，被爆距離が全般的な心身健康レベルに影響を与えていることが示唆されています[2]。

PTSDの誕生—その概念への批判

　PTSDという診断名が出現した経緯にも戦争が影響しています[3]。米国は，ベトナム戦争に敗北し，その後1970年代後半に戦争から復員した兵士の自殺や反社会的行動が米国内で広く報道されました。このような復員兵の精神保健問題を目にしたことが，新しい診断分類を作ろうという政治的意図と関連した可能性があると考えられます。それに加えて，レイプ，性暴力などの他のトラウマ体験に関する研究者も加わったことや，歴史的に神経症という概念を強調しなくなったことなどが関係して，PTSDという新しい疾患概念が1980年に出現しました。しかしながら，PTSDの概念には，現在に至るまで多くの批判が存在しています。その主なものを 表1 に示します。

表1　PTSDの概念をめぐる批判

1.　PTSD診断の前提になる，外傷性出来事の定義に関するもの
a）基準を満たさない出来事によってもPTSD症状が多く発生するのではないか b）基準が適当でない c）基準を正確に，客観的に判定ができない
2.　診断妥当性の問題
a）外傷性ストレス因によって特異的に引き起こされる疾患か b）疾患特異的な症状が少ないのではないか c）他の診断でも説明可能ではないか d）解離性障害とPTSD症状との関連が不明瞭ではないか
3.　その他社会学的問題
a）PTSDの成立過程への疑い b）詐病の問題が大きい c）司法的世界に巻き込まれすぎる d）補償などの疾病利得の存在が大きい

〔前田正治, 他：トラウマティック・ストレス, 7：136-147, 2009より改変〕

PTSDや関連疾患の診断―全人的視点の重要性

　外傷性ストレス因が存在し，その影響によりさまざまな症状が出現する場合があることは認められたとしても，災害や事故以前の環境や以後の状態，補償や司法の問題という社会的側面をどのように解釈するかという問題は引き続き残っています。外傷性ストレス因をPTSDの原因だ，と強調することにより，他の精神疾患診断では通常検討される発症要因の複合的要素，出来事をきっかけ（trigger）としてとらえる視点がおろそかになってしまう可能性には，医療者側が留意しなければなりません。

　こうした批判をわれわれはどのように受け止めたらよいでしょうか。PTSDや関連疾患の診断と治療は重要ですが，その一方で当事者の方の人生全体をトラウマ体験と結びつけてしまうことがないように考える必要があります。そのためには，疾病を抱える人であっても健康的な部分をもっていることを常に念頭において考えることが重要です。

　（このコラムは2013年に下書きをしていた拙論を改変したものです）

文　献

1）　加藤正明，他・編：新版精神医学事典．弘文堂，1993
2）　中根秀之：長崎の原子爆弾被爆による精神健康への影響．日本社会精神医学会雑誌，21：215-221，2012
3）　前田正治，他：DSMにおけるPTSD概念；最近の批判論を考える．トラウマティック・ストレス，7：136-147，2009

第**2**章

一般外来での
診断

1

患者の「信用」を得ること

2章

> **ポイント！**
>
> - ほぼすべての人が受診に対して抵抗感が強いと考え，受診に至ったこと自体を労います。
> - 「また受診してもよい」と思ってもらえるような雰囲気作りが大切です。
> - 社会のなかで患者が孤立しないよう個人的つながりや社会資源との連携を検討することも重要です。

基礎知識

1. 治療同盟

　トラウマやそれに類似した出来事を体験すると，他者や周囲の状況に対して信頼・信用することが困難になることが多くなります。そのため，病院に来ることそのものに対しても抵抗感が強い方がほとんどです。受診に至ったこと自体を労い，「また受診してもよい」と思ってもらえるような雰囲気作りが大切です。そのためには，初診時にいかに患者の信用を得て治療同盟を作れるかが治療のカギになる可能性があります **→エビデンス①** 。受診の目的も一人ひとりで異なっています。そのため，薬物療法や，治療の設定への考えも早い段階でいったん尋ねます。

2. 診断にとらわれない

　「トラウマ」，「PTSD」という単語を聞くと，どうしてもトラウマ体験に意識が向きがちですが，最終的な診断名にとらわれず，「今・ここ」で患者と向き合

い，患者の訴え・考えをいったん傾聴するのが理想です。患者と治療者の間には相性がありますので，どうしても関係がそもそも成立しなかったり，早期に転医に至る事例もあります。そのような場合でも，医療以外の社会資源も含め，何らかの形で孤立を防ぐ手だてを考えることができれば理想的です〔「第6章②犯罪被害（性犯罪被害）の 図1 参照〕。患者の周りのつながりについて尋ねることは，診療にも大きな助けとなります 図1 。

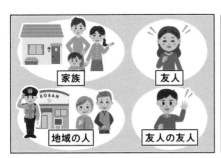
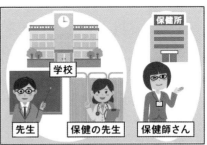
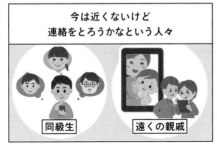
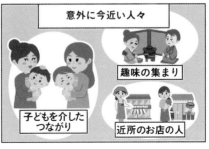

図1 つながりを見つける
〔大江美佐里：こころの金継ぎパンフレット．久留米大学，2021より〕

押さえておきたいエビデンス

エビデンス ①

治療同盟がPTSD症状を軽減

　PTSD患者に認知療法を行う際の，治療同盟と症状改善との経時的関連について，230名の患者を対象に調査が行われました[1]。その結果，ベースラインの得点を調整した場合，治療者側も患者側も最初のセッションでの治療同盟が最終的なPTSD症状の重症度を予測しており，治療同盟に関する評価が高いと最終的なPTSD症状の重症度が低くなる傾向が示されました。また，3回目のセッションでは，治療者側からの治療同盟に関する高い評価は，PTSD症状の改善と関連していました。

文　献

1) Beierl ET, et al : The Relationship Between Working Alliance and Symptom Improvement in Cognitive Therapy for Posttraumatic Stress Disorder. Front Psychiatry, 12 : 602648, 2021 [PMID : 33935823]

2

鑑別診断・除外診断

ポイント！

● 通常の精神科診察での鑑別診断と同様に，まず外因性の疾患を除外可能か検討することが重要です。

基礎知識

1。外因性疾患の除外

　PTSD の診断ではまず，外因性（器質性，症状性）の疾患がないかを検討します　表1　（本書では，一般的な精神疾患の鑑別の解説は対象外としています。「外因性・内因性・心因性」の精神疾患の解説は，他の書籍をご参照ください）。交通事故など身体的外傷を伴う場合には，慢性硬膜下血腫などが受傷後数週間経って顕在化することがあり，注意が必要です。精神科的既往歴などが，軽度外傷性脳損傷（mild traumatic brain injury）後に PTSD や大うつ病となるリスク因子という研究もあります　→エビデンス❶ 。

表1　PTSD 診断と並行して考慮すべきこと

器質的疾患の除外	トラウマ体験以前の既往歴の確認	精神科的併存疾患の検討	悲嘆反応の合併の確認
例 ■ 交通事故後の慢性硬膜下血腫 ■ 高次脳機能障害 ■ 身体疾患の影響	例 ■ 神経発達症 　知的能力障害群 　（知的障害） 　ADHD，ASD ■ 双極性障害	例 ■ うつ病 ■ アルコール問題 ■ 解離	

②。PTSDに併存しやすい精神疾患

　本書はPTSDを中心に解説していますが，精神科的併存疾患の例としてうつ病，アルコール問題，解離があげられます。また，その他の不安症との併存も検討します。

　患者は，トラウマ体験後に受診することが多いので，それ以前の既往歴や知的水準を把握しにくい状況になっていることもあります。初診時に尋ねることが難しい場合には，治療関係ができてから尋ねたり，家族などからこれまでの様子や発達歴などの情報を得る機会をつくるとよいでしょう。また，PTSD罹患は，認知機能低下や認知症のリスク因子になりうるといわれています
→エビデンス②。

🔍 押さえておきたいエビデンス

エビデンス①

軽度外傷性脳損傷後のPTSDのリスク因子

　米国の11病院を受診した1,155名の軽度外傷性脳損傷の患者と230名の頭部以外の整形外科的外傷の患者を対象として，軽度外傷性脳損傷後にPTSDや大うつ病となるリスクの調査が行われました。その結果，半年後にPTSDとなるリスク因子は教育歴の短さ，アフリカ系であること，精神科的既往歴があること，受傷の理由が暴力を受けたこと，の4点でした。大うつ病のリスク因子もほぼ同様でしたが，受傷の理由との関連はありませんでした[1]。

エビデンス②

認知症とPTSDの併存

　2021年に出版されたシステマティックレビューでは，認知症患者でのPTSDの併存率が検討されました。860件の抄録を精査した結果，3つの文献が抽出されました。いずれも退役軍人を対象とした研究で，推定の併存率は4.7〜

7.8%でした[2]。

文　献

1）Stein MB, et al : Risk of Posttraumatic Stress Disorder and Major Depression in Civilian Patients After Mild Traumatic Brain Injury: A TRACK-TBI Study. JAMA Psychiatry, 76 : 249-258, 2019［PMID : 30698636］
2）Sobczak S, et al : Comorbidity rates of Posttraumatic Stress Disorder in dementia: a systematic literature review. Eur J Psychotraumatol, 12 : 1883923, 2021［PMID : 33968318］

質問紙・構造化面接の活用

基礎知識

1。質問紙

　自記式質問紙に回答してもらい，結果を本人にフィードバックすることは，患者と治療者が現在の症状を確認するために役立ちます。しかし，質問紙は直接PTSD診断を行うものではありません。PTSD症状の質問紙で保険が適用されるものには，改訂版出来事インパクト尺度（Impact of Events Scale-Revised；IES-R），外傷後ストレス診断尺度（Posttraumatic Diagnostic Scale；PDS）があります。これらは，日本トラウマティック・ストレス学会ホームページから入手できます[1]。また，保険適用されませんが，DSM-5に準拠した質問紙として，PTSD Checklist for DSM-5（PCL-5）があり，日本語版の妥当性も検証されています →エビデンス❶ [2]。PCL-5日本語版は，成書[3] に収載されています。

2。構造化面接尺度

　DSM-5のPTSD診断を行うための構造化面接尺度として，PTSD臨床診断面接尺度（Clinician-Administered PTSD Scale；CAPS）があります。CAPSの原版は米国のNational Center for PTSDで開発されました[4,5]。CAPSは，DSM-5に準拠した

30項目の質問によって構成されています。CAPSは公開されておらず，実施資格を得るためには講習会への参加が必要で，日本トラウマティック・ストレス学会や関係団体による講習会が不定期に開催されています（開催情報はWebサイトなどで調べることができます）。CAPSは，保険適用されています。

トラウマ体験の査定は，Life Events Checklist for DSM-5（LEC-5）を用いることが推奨されています。LEC-5の日本語版はCAPS講習会のなかで配布されていて公開されていませんが，LEC-5の原版は米国のNational Center for PTSDのWebサイトで閲覧できます[6]。

また，トラウマ体験や類似の出来事による精神的影響を幅広く把握したい場合の質問紙として，広汎心的外傷スクリーニング尺度（Global Psychotrauma Screen；GPS）があります[7]。PTSD症状のほか，Complex PTSDに関する症状，解離，アディクションなど17の症状に関する質問と，5つのリスク/保護因子についての質問があります。日本語版の妥当性も検証されています[8] →エビデンス❷。

押さえておきたいエビデンス

エビデンス❶
PCL-5日本語版は7因子モデルで最も適合

PCL-5日本語版の妥当性を検証するため，PTSD診断の可能性がある3,090名とトラウマ体験はあるがPTSDには該当しない1,837名を対象とした調査が行われました[2]。作成した尺度は確証的因子分析の結果，7因子モデル（侵入，回避，陰性感情，アンヘドニア，外在行動，不安亢進，不快気分亢進）に最も適合していました。総得点と下位尺度の得点は良好な内的一貫性と中程度の信頼性を示しました。また，PCL-5の総得点は関連する構成概念と収束的・弁別的関係を示していました。このことからPCL-5日本語訳は，面接尺度にとって代わるものではないことに注意が必要ですが，有用性の高い質問紙であると考えられます。

GPSの下位尺度の得点は，PTSDやうつ，不安の尺度と高い相関

　GPS日本語版の妥当性を検討したパイロット研究で，58名のドメスティック・バイオレンス（domestic violence；DV）などのトラウマ体験に曝露されている可能性の高い集団（外来患者，DVシェルター入居者，DV相談窓口来談者）を対象に無記名調査が行われました[8]。その結果，GPSの下位尺度の得点は，PTSDやうつ，不安の尺度との高い相関を示しました。また，児童期の身体虐待体験がある場合には，PTSDやComplex PTSDに関する広汎な症状が示されました 図1 。

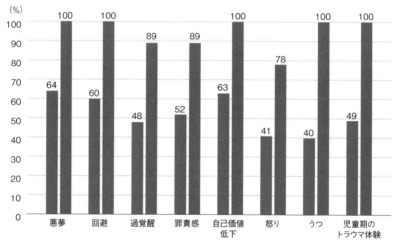

- トラウマ体験のある研究対象者の症状は，いわゆるPTSD症状にとどまらず広い
- 児童期の虐待体験があると特に広汎な症状をもつ

■ 全体　　■ 児童期の身体虐待あり（9名）

図1 DVなどのトラウマ体験をもつ成人58名の症状

〔Oe M, et al：Eur J Psychotraumatol, 11：1810893, 2020より改変〕

文　献

1) 日本トラウマティック・ストレス学会：PTSD関連資料（https://www.jstss.org/categories/bunya/ptsd/relation/）
2) Ito M, et al：Posttraumatic stress disorder checklist for DSM-5: Psychometric properties in a Japanese population. J Affect Disord, 247：11-19, 2019［PMID：30640025］
3) パトリシア・A・リーシック，他・著/伊藤正哉，他・監：トラウマへの認知処理療法；治療者のための包括手引き．創元社，2019
4) Weathers FW, et al：The Clinician-Administered PTSD Scale for DSM-5 (CAPS-5), 2013（https://www.ptsd.va.gov/）
5) Weathers FW, et al：The Clinician-Administered PTSD Scale for DSM-5 (CAPS-5): Development and initial psychometric evaluation in military veterans. Psychol Assess, 30：383-395, 2018［PMID：28493729］
6) Weathers FW, et al：The Life Events Checklist for DSM-5 (LEC-5), 2013（https://www.ptsd.va.gov/）
7) Global Collaboration on Traumatic Stress：Global Psychotrauma Screen（https://ja.global-psychotrauma.net/gps）
8) Oe M, et al：Screening for psychotrauma related symptoms: Japanese translation and pilot testing of the Global Psychotrauma Screen. Eur J Psychotraumatol, 11：1810893, 2020［PMID：33062213］

第2章

診断書作成

2章 4

ポイント！

● PTSDと診断した場合の診断書作成は，DSM-5診断などに基づいて記載します。

基礎知識

1. 診断書作成の注意点

　精神科外来での診断プロセスとして，現在自殺の危険がないか，他の精神疾患がないかどうか（「第2章② 鑑別診断・除外診断」参照）などを検討します 図1 。PTSDの診断は，DSM-5での診断基準（「第1章③ DSM-5でのPTSD診断」参照）などに沿って診断を行います。

　診断書の作成にあたっても，DSM-5の基準の順序に沿って該当している症状を書いていくとよいでしょう。損害賠償保険や労働災害など，先方から細かく記載内容を指定された診断書を求められた場合には，その書式に従って記載します。診断書に自記式質問紙の結果を記載する場合には，質問紙の得点だけでPTSD診断をしていないことがわかるようにします。

　司法関係に用いるような専門的な診断書（鑑定書）作成には，「小西聖子・編著：犯罪被害者のメンタルヘルス．誠信書房，2008」が参考になります。

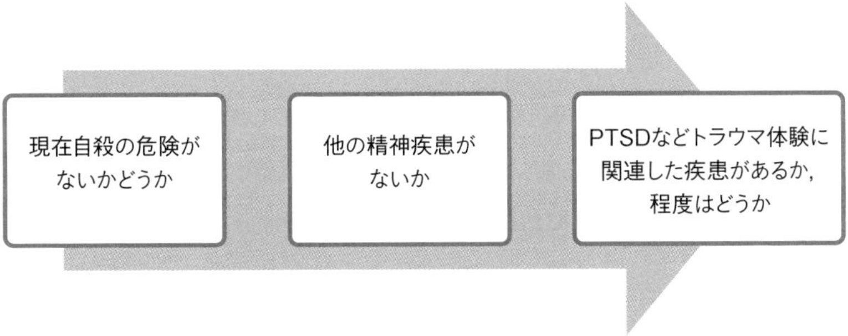

| 現在自殺の危険が
ないかどうか | 他の精神疾患が
ないか | PTSDなどトラウマ体験に
関連した疾患があるか，
程度はどうか |

図1 精神科外来での診断プロセス

2。診断書作成例

[例1] 性被害での診断書作成例

● 診断名：PTSD

　○○さんはX年Y月Z日当科外来を受診されました。本人からの情報によれば，X年Y－3月ZZ日，知人男性より性的暴力を受けました。その直後より1）出来事に関連した苦痛な記憶，悪夢やフラッシュバックといった侵入症状，2）加害者に似た容貌の人物や被害を受けた場所に関する回避症状，3）不安・恐怖・恥の感情，意欲低下，孤立の感覚といった認知と気分の陰性の変化，4）過度の警戒心，集中困難，睡眠障害（入眠困難，中途覚醒）といった覚醒度と反応性の著しい変化を認めました。これらの症状により職場への出勤ができずX年Y－2月Q日より病気休職をしています。家庭での生活にも著しい支障が認められました。以上より，DSM-5基準に基づきPTSDと診断されました。自記式質問紙の改訂版出来事インパクト尺度（IES-R）では46点と，カットオフポイントより高い得点を認めました。

　今後，当科外来にて薬物療法，精神療法を実施する予定です。

[例2] 職場での爆発事故被害での診断書作成例

● 診断名：PTSD，うつ病

　○○さんはX年Y＋2月W日当科外来を受診しました。X年Y月Z日に起きた爆発事故に遭遇した後2カ月経った現在でも，悪夢やフラッシュバックなどの侵入症状，現場を避ける回避症状，認知や気分の陰性の変化による対人交流の減少や意欲の低下，強い警戒心やイライラといった覚醒度と反応性の著しい変化が生じています。2週間以上続く抑うつ気分や興味の減退などもあり，DSM-5ではPTSDおよびうつ病の基準を満たしていました。なお，SDSうつ性自己評価尺度では50点，IES-Rでは55点でした。

コラム 2

トラウマ・PTSD診療で役立つWebサイト

日本トラウマティック・ストレス学会

PTSD関連のトピックス，評価尺度，薬物治療ガイドライン，初期対応マニュアルなどが掲載されています。

https://www.jstss.org/

日本こども虐待防止学会

子どもの権利に関する資料集，子どもの心のケア手引き，障害児虐待予防マニュアルなどが掲載されています。

https://jaspcan.org/

国立成育医療研究センター

子どもの心の診療ネットワーク事業として，災害教育のためのツールや子どものトラウマ診療ガイドライン，子どものメンタル不調リスク軽減のための災害マネージメントなどを公開しています。

https://kokoro.ncchd.go.jp/

災　害

ストレス・災害時こころの情報支援センター

災害支援を中心とした情報が掲載されています。

https://saigai-kokoro.ncnp.go.jp/

兵庫県こころのケアセンター

研修や災害・子どものこころのケアに関する資料が掲載されています。

https://www.j-hits.org/

大規模災害，事故などの直後の心理的支援マニュアルであるサイコロジカル・ファーストエイド実施の手引が掲載されています。

https://www.j-hits.org/document/pfa_spr/page1.html

武蔵野大学心理臨床センター

トラウマ支援コンテンツとして動画やワークブックが掲載されています。

https://www.musashino-u.ac.jp/rinsho/

大阪教育大学学校安全推進センター

学校危機に関する情報，教師や保護者のためのトラウマケアのまとめなどが掲載されています。

http://ncssp.osaka-kyoiku.ac.jp/

犯罪被害

武蔵野大学人間科学部 小西聖子研究室

犯罪被害者のメンタルヘルス情報，心理教育用パンフレットなどが掲載されています。

http://victims-mental.umin.jp/

内閣府男女共同参画局

性犯罪・性暴力被害者のための情報，ワンストップ支援センターの案内などが掲載されています。

https://www.gender.go.jp/policy/no_violence/seibouryoku/index.html

ドメスティック・バイオレンス（DV）の被害者支援や相談機関などが紹介されています。

https://www.gender.go.jp/policy/no_violence/e-vaw/dv/index.html

警察庁

政府や警察の犯罪被害者等施策，相談窓口や支援制度などが紹介されています。

https://www.npa.go.jp/hanzaihigai/index.html

政府広報オンライン

パートナーや恋人からのDVに関する相談窓口や支援センターなどが紹介されています。

https://www.gov-online.go.jp/useful/article/201411/1.html

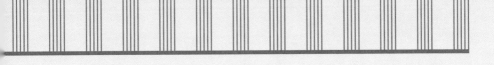

全国被害者支援ネットワーク

犯罪被害者の支援活動や相談に関する情報が掲載されています。

https://www.nnvs.org/

［ 治　療 ］

国立精神・神経医療研究センター　認知行動療法センター

認知行動療法についての情報研修の案内などが掲載されています。

https://cbt.ncnp.go.jp/

PTSDに対する認知処理療法の説明が掲載されています。

https://cbt.ncnp.go.jp/research_top_detail.php?@
uid=DUYtVMLdhMHSQDeU

日本EMDR学会

EMDRに関する研修や学会認定の治療者のリストなどが掲載されています。

https://www.emdr.jp/

兵庫県こころのケアセンター

TF-CBT実施の手引き，ワークブックなどが掲載されています。

https://www.j-hits.org/document/child/page4.html

TF-CBT LC研究会

TF-CBTの研修会の案内などが掲載されています。

https://tf-cbtlc.com/whatistf-cbt/

［ 悲　嘆 ］

複雑性悲嘆（遷延性悲嘆症）のための心理療法（J-CGT, ENERGY）
ウェブサイト

複雑性悲嘆（遷延性悲嘆症）のための心理療法（J-CGT, ENERGY）が掲載さ
れています。

https://plaza.umin.ac.jp/~jcgt/index.html

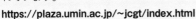

災害グリーフサポートプロジェクト

大切な人を亡くした方を支援するための情報が掲載されています。

https://jdgs.jp/

曖昧で不確実な喪失「あいまいな喪失」に関する情報が掲載されています。

https://al.jdgs.jp/

トラウマインフォームドケア

一般社団法人 TICC

こころのケガを癒やすコミュニティ事業としてトラウマインフォームドケアに関するオンライン講座や勉強会を行っています。

https://www.jtraumainformed-tic.com/

Trauma Lens こころのケガに配慮するケア

トラウマインフォームドケアを学べる動画や資料がまとめられています。

https://traumalens.jp/

地域（みんな）で支える子どもの回復ネットワーク

子どもへのトラウマインフォームドケアに関する情報が掲載されています。

http://csh-lab.com/tic/project/

心理教育

誠信書房

トラウマ関連の心理教育テキストがダウンロードできます。

https://www.seishinshobo.co.jp/book/b592375.html

第 **3** 章

患者対応・ケア

トラウマ患者の一般精神科外来での治療

- トラウマ体験やストレス因により精神科治療を要する患者の初期治療は，原則一般精神科外来で可能です。
- 自殺の問題などのアセスメントによって，入院が必要となる場合もあります。

基礎知識

1。一般精神科外来でのトラウマ診療

　PTSDをはじめとしたトラウマ体験やストレス因関連疾患の診療は，うつ病治療と同様に一般精神科外来で治療を開始することが可能です 表1 。「第5章　トラウマ焦点化心理療法の理解」で取り上げるトラウマ焦点化心理療法を行わなくても，治療効果のある治療法はあります 表2 。例えば，保険診療の範囲で心理教育と支持的精神療法，薬物療法の組み合わせで治療を行うことは，治療の場を探している患者にとって十分な助けとなります（心理教育は「第3章2心理教育」を参照）。

表1 一般精神科外来での診療を躊躇する要因とそれに対する考え方

躊躇要因	考え方
トラウマ焦点化心理療法を身につけていない	トラウマ焦点化心理療法以外の治療法や支持的精神療法でも無治療より有効
患者が司法との関わりを計画している	日常診療のなかで可能な範囲での診断，鑑別診断を行い支援・ケアを行う
トラウマ体験以前の経過がはっきりしない	トラウマ体験以前の経過を検討する必要性を念頭に置きながらも，現在必要な診断と支援・ケアを検討する
併存症や発達特性，パーソナリティの問題を含めて検討する必要がある	うつ病や双極性障害といった気分障害患者の診療に準拠して検討する

表2 成人PTSDに対しての心理療法

	心理療法
強い推奨	認知処理療法（CPT），認知療法，眼球運動による脱感作と再処理法（EMDR），トラウマ焦点化個人CBT全般，持続エクスポージャー療法（PE）
標準推奨	トラウマに焦点化しないCBT，トラウマ焦点化集団CBT，トラウマ焦点化・ガイド付きインターネットCBT，ナラティヴ・エクスポージャー・セラピー（NET），現在中心療法（PCT）

〔国際トラウマティック・ストレス学会治療ガイドライン（2018）より〕

2. PTSDの診断基準を満たさないとき

患者がPTSD診断を希望して来院した場合に，心的外傷的出来事に該当しなかったり，PTSD症状が診断基準を満たさなかったりすることは比較的よくあります。その場合，PTSD診断ではなく別の精神疾患診断になったとしても，患者の体験が決して軽んじられたわけではないことを丁寧に説明します。

3. 入院が必要な場合

通常のうつ病治療と同様に，外来診療での継続が難しい場合には，入院加療や専門医への紹介を検討します。

以下に，入院が必要な場合の例をあげます。

①うつ症状が重度（食欲不振など）

②自殺の危険が高い →エビデンス①

③感情コントロールの問題などできめ細やかな薬物調整が必要

④身体合併症管理が必要

 押さえておきたいエビデンス

エビデンス①

自殺関連問題を呈する患者ではPTSD症状も重篤

　米国で，トラウマ体験の後に入院した患者188名を対象に，自殺に関連した懸念とPTSD症状との関連に関する調査が行われました[1]。自殺に関連した問題（明らかな自殺念慮，自殺の計画，安全を第一としなければならない程度の自殺企図行動）を呈していた55.3%の患者と他の理由での入院患者を比較したところ，前者ではよりPTSD症状が重篤で，衝動性のレベルもより高いという結果が示されました。

文　献

1) Stanley IH, et al : PTSD symptoms among trauma-exposed adults admitted to inpatient psychiatry for suicide-related concerns. J Psychiatr Res, 133 : 60-66, 2021 [PMID : 33310501]

心理教育

ポイント！

- 外来診療で心理教育テキストを導入することは，トラウマ関連疾患への精神療法の第一歩といえます。
- 心理教育は，特に安全性の点や治療関係構築のうえで役に立つ技法です →エビデンス❶，❷ 。

基礎知識

1。トラウマの心理教育テキスト

　心理教育は，「慢性疾患に代表されるような継続した問題を抱える人たちに対する教育的側面を含んだ一連の援助法」[1] と定義されています。主に，精神科リハビリテーション分野で実践が行われてきました。

　久留米大学医学部神経精神医学講座 (以下，当講座) では，以前より当事者を対象とした心理教育を行ってきたことから，トラウマに関連した心理教育テキストも複数作成してきました[2),3)]。テキストの多くは，当講座のWebサイトからもダウンロード可能です 表1 。テキストを1章分読む時間はおおむね5分程度ですので，その後の話し合いを含めたとしても，日常診療のなかで心理教育を実施することは十分可能です。

表1 主な心理教育テキスト

タイトル	概　要
緊急事態から「脳・こころ・身体」が回復するしくみ	トラウマやそれに近い体験をした患者を対象としたテキスト。PTSD診断に限定はしていない。
今を生きるヒント	ICD-11のComplex PTSD診断をイメージして作成したテキスト。
衝動のしくみ	自傷行為など，自己破壊的な行動をとる患者を対象としたテキスト。特定の診断名は想定していない。
「こわい夢」を変えよう！	トラウマ体験に伴う悪夢の治療法であるイメージ再記述法をもとに作成したテキスト。
解離を知る	解離症状について取り上げたテキスト。
習慣を変えるためのヒント	アディクション（嗜癖）について取り扱っているテキスト。
CBTやわらかこころプログラム（支援現場向け，病院向け）	WHOが開発した介入法であるProblem Management Plusをもとに呼吸法，問題解決技法，行動活性化，ソーシャルサポートをまとめたテキスト。

〔久留米大学医学部神経精神医学講座：心理教育テキスト（https://neuropsy-kurume.jp/production）より〕

2。外来診療での治療の進め方

外来診療での治療の進め方の例を 図1 にあげています。心理教育は図1のなかでは「現在の状態を知り説明する」，「治療内容の確認と同意」，そしてその後の治療にも役立つものです。個々のテキストの解説は「トラウマの伝え方」[3] をご参照ください。

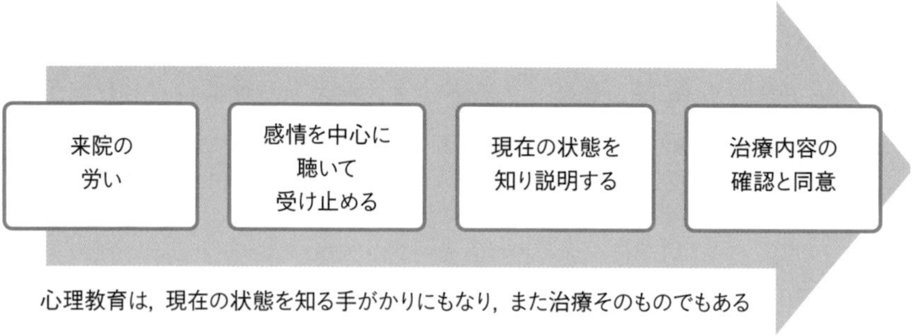

来院の労い	感情を中心に聴いて受け止める	現在の状態を知り説明する	治療内容の確認と同意

心理教育は，現在の状態を知る手がかりにもなり，また治療そのものでもある

図1 外来での治療の進め方の例と心理教育の位置づけ

押さえておきたいエビデンス

エビデンス ①

トラウマ体験への心理教育は複雑性PTSDに対し安全で効果のある治療

　複雑性PTSD（ICD-11のComplex PTSDの定義ではなく，複雑性トラウマ体験といわれる出来事で生じる症状群のこと）の治療について，国際トラウマティック・ストレス学会のタスクフォースとして50名のエキスパートに尋ねた調査結果[4]では，トラウマ体験への心理教育は効果のランキングでトラウマ体験の記憶の陳述，感情調整介入，認知再構成に続く第4位，そして安全性（症状悪化や自殺企図などへの悪影響が少ない治療）のランキングでは第1位となっていました。さらに，受容度（治療への関与，反応，維持を促進する可能性）のランキングでも第1位でした。

エビデンス ②

心理教育でPTSD症状減少とソーシャルサポートの増加

　ソマリア難民のために開発されたトラウマインフォームド心理教育（trauma-informed psychoeducation）と名づけられたプログラムがアフリカのケニアで実施され，141名の若者が12回のピア主導の介入（患者同士で経験や知識を共有し，目標達成に向けて協力しあうアプローチ）を受けました。実施前と実施後でPTSD症状や他の心理的な要因を調査したところ，ベースラインのPTSD得点が高かった群で統計的に有意な症状の減少とソーシャルサポートの増加が認められました[5]。治療資源の少ないところでも文化的な配慮をほどこした心理教育が有効ではないかと本論文の著者は述べています。

文　献

1) 後藤雅博：心理教育の歴史と理論．臨床精神医学，30：445-450，2001
2) 前田正治，他・編：PTSDの伝え方；トラウマ臨床と心理教育．誠信書房，2012
3) 大江美佐里・編：トラウマの伝え方；事例でみる心理教育実践，誠信書房，2021
4) Cloitre M, et al : Treatment of complex PTSD: results of the ISTSS expert clinician survey on best practices. J Trauma Stress, 24 : 615-627, 2011 [PMID : 22147449]
5) Im H, et al : Trauma-Informed Psychoeducation for Somali Refugee Youth in Urban Kenya: Effects on PTSD and Psychosocial Outcomes. J Child Adolesc Trauma, 11 : 431-441, 2018 [PMID : 32318166]

Posttraumatic Anger
（トラウマ体験によって生じる怒り）

> **ポイント！**
>
> ● PTSD診療では怒りはよく認められるテーマです。
> ● PTSDの症状の1つとして取り扱うことで，強い怒りの噴出を防ぐことが
>   可能です。

基礎知識

1。PTSD診療での怒り

　PTSDの診療では，時に支援者に対して驚くほど強い怒りが向けられること
があります。こうしたトラウマ体験によって生じる怒りは，posttraumatic anger
とよばれています[1]。しばしば患者のパーソナリティの問題であると考えられ
ることが多いのですが，PTSD症状との強い関連があると考えると理解が深ま
る事例があります[1]。怒りは不公平感や理不尽さから生じるもので，本来加害
者に向けられるはずの怒りが方向性を失って支援者にぶつけられる，というこ
とがしばしば起こります 図1 。

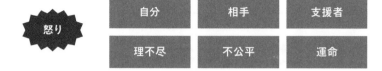

図1 怒りが向けられる対象

〔大江美佐里：こころの反応としての怒り．緊急事態から「脳・こころ・身体」が回復するしくみ，久留米大学心理社会的治療研究会，p7，2013より〕

2。怒りの噴出を事前に防止

　DSM-5のPTSD診断基準では，E基準に「いらだたしさと激しい怒り」の項目がありますが，PTSD治療での怒りの重要性はまだ十分認識されていません →エビデンス❶ 。治療の初期に怒りや攻撃性を話題として取り上げられるよう，当講座の心理教育テキスト[2]では，怒りに関する章を作り説明しています。冷静に話し合う機会を事前にもつことで，怒りの噴出を事前に防ぐことができます（筆者自身もこのテキストの記述に助けられたことが何度もあります）。海外でも，トラウマ焦点化心理療法を行う前に怒りへの介入が役立つ可能性が示されています →エビデンス❷ 。

　怒りについて心理教育テキストに記載されていなかった時期には，PTSDの覚醒亢進症状としての怒りの噴出が現れた際，患者もこれが症状であることに気づかず，自分の家族や治療者にも怒りをぶつけてしまうということがよくありました。

　怒りには，「社会の理不尽に対して怒りをもつ」といった，病的なものではなく，社会を変える原動力となるようなものもありますが，自分を支えてくれる周囲の方に感情的に怒りをぶつけるというような言動は，やはり症状としてとらえるのが自然でしょう。

押さえておきたいエビデンス

エビデンス①

PTSDでの怒りには,侵入症状のうち特に視覚イメージが関連

　怒りとPTSDとの関連をテーマとしたレビューでは，PTSDでの怒りは対象のトラウマ体験の種類や患者層によらずPTSD治療に難渋する要因だと指摘されていますが，まだ研究が十分とはいえない状況にあります[3]。PTSDでの怒りのメカニズムにはいくつか理論が呈示されており，侵入症状のうち特に視覚イメージと関連したものが怒りにつながる可能性も示唆されています 図2 。

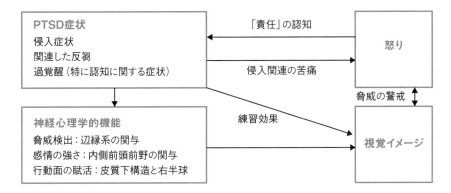

著者らの考えによれば，視覚的イメージと怒りは，PTSDの症状によって増幅されますが，その一部は神経心理学的機能に由来し，かつ練習効果（再体験を繰り返していると，出現しやすくなる）によるものもあります。自分にもトラウマ体験の責任があるという認知が強いと，PTSD症状が悪化するという報告があります。怒りが強まることで脅威への警戒が増し，視覚イメージも増すという悪循環が生じます。

図2 PTSD症状,怒り,視覚イメージ,神経心理学的機能に関する模式図
〔McHugh T, et al：Clin Psychol Rev, 32：93-104, 2012より改変〕

怒りはPTSD治療後の侵入症状や回避症状の増加に関連

　PTSD治療プログラムに参加した742名（92.4%男性）の退役軍人を対象にして，治療開始時，退院後，3カ月後の3点で怒りへの横断的継時相関分析を行った研究[4]では，78%の患者で治療開始時に怒りの問題が認められました。また，怒りの得点は，治療後のPTSDの侵入症状や回避症状の増加と関連していました。さらに，3カ月後の時点でも，怒りは脅威に対する感覚の高まりと回避症状の悪化に影響を及ぼし続けていました。著者らは，トラウマ焦点化心理療法を行う前に怒りに介入することがPTSD治療に役立つ可能性があると論じています。

文　献

1)　大江美佐里：posttraumatic anger；理論的背景と臨床的意義. トラウマティック・ストレス，12：53-60，2014
2)　大江美佐里：成人PTSDに対する心理教育. トラウマの伝え方；事例でみる心理教育実践（大江美佐里・編），誠信書房，2021
3)　McHugh T, et al：Anger in PTSD：is there a need for a concept of PTSD-related posttraumatic anger? Clin Psychol Rev, 32：93-104, 2012［PMID：22236575］
4)　Cowlishaw S, et al：Cross-lagged analyses of anger and PTSD symptoms among veterans in treatment. Psychol Trauma, 14：336-345, 2022［PMID：34435811］

「トラウマインフォームド」を意識した対応

> **ポイント！**
>
> - 人生で苦痛な体験を受けた方と接する支援者は，その方がいま以上に苦痛な体験をせず回復していくことの支援を考えていくことが望まれます。
> - ストレス因やトラウマ体験が心身に与える影響を知り，支援を考えることは，医療・福祉関係者のみならず，自治体関係者や学校関係者など，さまざまな領域で必要です。

基礎知識

1. トラウマインフォームドケア (TIC)

　トラウマインフォームドケア (trauma informed care；TIC) や，トラウマインフォームドアプローチ (trauma informed approach；TIA) など，「トラウマインフォームド」という接頭語がついた言葉が最近よく聞かれるようになりました。TICとは，トラウマについて十分な知識をもって支援することです 図1 。ここでの「トラウマ」という単語はPTSD診断での心的外傷的出来事より，少し幅広い概念として使われており 表1 ，類似語として「逆境体験」があります（児童期の逆境体験は「第6章5 児童期の複数回・長期のトラウマ」参照）。TICでは，4つのRとして，「トラウマ体験による影響を理解する (Realize)」，「トラウマ体験のサインに気づく (Recognize)」，「トラウマインフォームドケアの実践 (Respond)」，「再トラウマ化を招かない (Resist re-traumatization)」が重要だとされています 図1 。

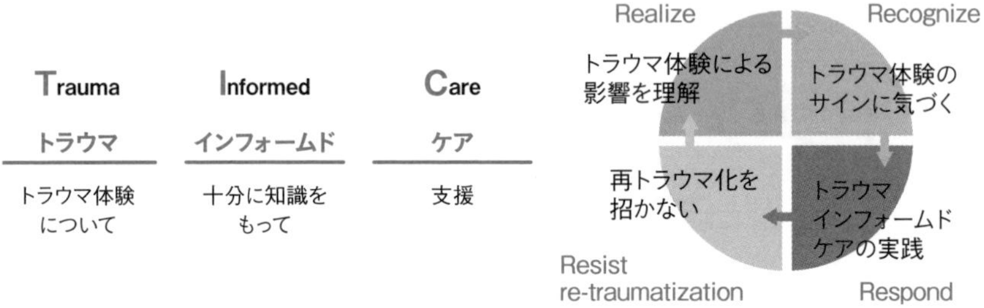

Trauma	**I**nformed	**C**are
トラウマ	インフォームド	ケア
トラウマ体験について	十分に知識をもって	支援

図の右側：
Realize トラウマ体験による影響を理解
Recognize トラウマ体験のサインに気づく
Resist re-traumatization 再トラウマ化を招かない
Respond トラウマインフォームドケアの実践

図1 トラウマインフォームドケア

〔大岡由佳：トラウマインフォームドケアを実践するための取り組み．社会技術研究開発センターホームページ（https://www.jst.go.jp/ristex/pp/project/h29_1.html）より〕

表1 トラウマケア（トラウマ治療）とトラウマインフォームドケアの違い

トラウマケア
トラウマ体験によって生じた症状をケア（治療）する
トラウマインフォームドケア（アプローチ）
逆境体験（ここではトラウマをやや広く考える）が及ぼす影響を認識し，回復可能性を知って接する姿勢。患者やクライエントが新たにトラウマ被害を受けることを防ぐ

〔SAMHSA's Trauma and Justice Strategic Initiative : SAMHSA's Concept of Trauma and Guidance for a Trauma-Informed Approach, 2014より改変〕

2. TICの概念

　TICの概念は，米国薬物乱用精神保健管理局（Substance Abuse and Mental Health Services Administration ; SAMHSA）のガイドラインなどが基となり紹介されてきました〔兵庫県こころのケアセンター[2]や，TICCこころのケガを癒すコミュニティのWebサイト[2,3]をご参照ください〕。臨床場面では，すぐには語らなくても背景に逆境体験を抱えている方は少なくありません。PTSDや関連する疾患名にとらわれず，広く支援をするにあたって必要な姿勢がTICと考えることができるでしょう →エビデンス❶ 。また，小児科領域では自然災害や暴力のほか，医療行為により患児が強いストレスを感じることへの対応としてもTICが重要であると考えられています →エビデンス❷ 。

押さえておきたいエビデンス

エビデンス 1

TIC によってプライマリ・ケア医の患者中心に考える姿勢が強まる

米国でプライマリ・ケア医が1日（6時間）で実施できるTICプログラムとして trauma-informed medical care（TI-Med）が開発されました。30名のプライマリ・ケア医を実施群と待機群に分けてTI-Medの効果を検討した研究[4]では，模擬患者への接し方が面接の録音で分析されました。その結果，実施群では「患者中心に考える姿勢」が強まっていることが示されました。このことから，精神科領域ではなく，一般医療の分野でもTICが重要であることが示されています。

エビデンス 2

家族中心の臨床とTICの組み合わせでケアの質が向上

TICによって家族全体の精神的サポートが提供され，前向きな対処を促し，回復プロセスが促進されると米国の2016年の総説[5]では述べられています。家族中心の臨床（family-centered practices）（患者本人だけでなく，家族にも配慮した臨床）とTICを組み合わせることで患者や家族へのケアの質が上がり，スタッフの健康にも良い効果があるとまとめられています。

文　献

1)　大阪教育大学学校危機メンタルサポートセンター，他・訳：SAMHSAのトラウマ概念とトラウマインフォームドアプローチのための手引き．2018（https://www.j-hits.org/_files/00107013/5samhsa.pdf）（アクセス日：2023年4月）
2)　兵庫県こころのケアセンター：トラウマインフォームドケア（https://www.j-hits.org/document/child/page6.html）
3)　TICCこころのケガを癒すコミュニティ事業（https://www.jtraumainformed-tic.com/）
4)　Green BL, et al：Trauma-informed medical care: CME communication training for primary care providers. Fam Med, 47：7-14, 2015 [PMID：25646872]
5)　Marsac ML, et al：Implementing a Trauma-Informed Approach in Pediatric Health Care Networks. JAMA Pediatr, 170：70-77, 2016 [PMID：26571032]

家族への説明のポイント

ポイント！

- トラウマ体験やストレス因の情報は慎重に取り扱います。
- 症状を丁寧に説明すると患者と家族の関係改善に役立ちます。
- 説明には心理教育テキストを用いると当事者・家族の両者に同時に情報共有することができます。

基礎知識

1。当事者の意思を尊重

「どの情報をどのように伝えるか」という点は，当事者と話し合ったうえで家族に説明することが大切です。トラウマ体験のうち，「これだけは家族に話したくない」という点を確認します。初診時に家族に秘密にしておいた事項であっても，治療が進むなかで話すこともあります。しかし，初診で特に重要なのは，患者の意思を尊重する姿勢です。家族間に問題がある場合は，家族のなかで誰が信頼できる人物なのか，誰がそうではないのかなどを確認することもあります。

トラウマ体験やストレス因の情報は慎重に扱いますが，典型的なPTSD症状が出ている場合，疾患名を交えながら症状の説明をすることには問題が生じないことがほとんどです。初診で確定診断がついていない場合でも，疑われる病態を説明することは患者・家族の不安軽減につながります。

2。症状の原因を伝える

ソーシャルサポートは，PTSDの発症だけでなく予後予測因子としても重要

です。そのため，いま現れている症状が疾患によるものであると家族に説明することが，治療や患者と家族の関係改善に役立ちます →エビデンス① 図1 。筆者の場合，心理教育テキスト[1]を当事者・家族の両方に読んでもらうことも多く，それが家族と当事者との対話のきっかけになることもあります。

例えば，性被害の場合「被害者の身なりや態度によって被害を受けるのだ」，「本人の心が弱いから被害を受けた後立ち直れないのだ」と考えるなど，出来事や症状への家族やコミュニティのスティグマがあると治療に悪影響を及ぼします →エビデンス② 。

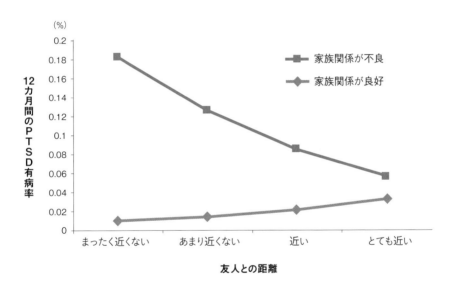

12カ月でのPTSD有病率に，自覚的な友人との距離感や家族との関係がどう関係するかについてアフリカ系アメリカ人3,315名を対象に研究した結果。家族との関係が悪い場合，友人とのつながりがないと12カ月でのPTSD有病率は高いという結果になっている。

図1 友人や家族との距離感とPTSDの有病率

〔Nguyen AW, et al : Soc Psychiatry Psychiatr Epidemiol, 51 : 1149-1157, 2016より〕

押さえておきたいエビデンス

エビデンス①

家族心理教育プログラムで家族の対人関係の質や負担感が改善

米国の退役軍人省に所属する研究者は，太平洋諸島に住む退役軍人28名とその家族28名に対して，文化的に適応させたPTSDへの認知行動療法を開発し，試験的に実施し効果を検討しました[2]。「Koa」と名づけられたこのオンラインプログラムでは，家族心理教育プログラムに太平洋諸島の価値観，信念，癒しの伝統が組み入れられました。プログラム実施の前後比較で，対人関係の質や家族の負担感が有意に改善されたと報告されています。

エビデンス②

メンタルヘルスサービスへのアクセス促進因子と阻害因子

エビデンス①とほぼ同じ著者らによる太平洋諸島在住の退役軍人への質的研究では，38名に対してメンタルヘルスサービスへのアクセス促進因子と阻害因子が調査されました[3]。その結果，阻害因子として窓口をうまく利用できないこと，ケアを受けるのに時間がかかること，家族のスティグマ，コミュニティのスティグマ，文化差，受けられるサービスへの知識不足があげられました。逆に促進因子としては，個人の知識と自己効力感，他の退役軍人とのネットワーク，家族やコミュニティのサポートがあげられました。特に，スティグマが大きな影響を与える可能性が示唆されました。

文 献

1) 大江美佐里・編：トラウマの伝え方；事例でみる心理教育実践. 誠信書房，2021
2) Whealin JM, et al：A culturally adapted family intervention for rural Pacific Island veterans with PTSD. Psychol Serv, 14：295-306, 2017［PMID：28805414］
3) Whealin JM, et al：Factors impacting rural Pacific Island veterans' access to care: A qualitative examination. Psychol Serv, 14：279-288, 2017［PMID：28805412］

専門機関への紹介

ポイント！

- 一般精神科診療での対応が困難な際には，患者に十分説明を行い専門機関に紹介します。
- 専門機関が遠方にある場合，患者の利便性を考慮し，専門的見地からの見立と治療方針の助言を求め，継続的な診療は地元の機関で実施する方法もあります。

基礎知識

1。紹介に適した専門機関

　トラウマ・ストレス関連疾患の診断・治療に関する専門機関の正式な定義はありませんが，PTSDなどの診療あるいはカウンセリングの実績が豊富な機関が適しています。一般精神科医療機関から専門機関へ紹介する目的として，①CAPSなど専門性の高い構造化面接尺度を用いた診断，②トラウマ焦点化心理療法などの適応の可否判断および治療の実施，③長期化・遷延化した症例や難治症例の治療，④司法との強い関わりを要する症例での診断書作成や治療，などが想定されます。

　専門機関が遠方にある場合，患者の利便性を考慮し，専門的見地からの見立と治療方針の助言を求め，継続的な診療は地元の機関で実施する方法もあります。こうしたコンサルタント形式の連携が今後増えていくことが望まれます。米国退役軍人省では，専門機関への紹介にあたっての注意点をまとめています 表1 。

表1 紹介の際の注意点

紹介する場合には，その理由を説明する	説明例「今回こちらで行った自記式質問紙の結果PTSDの疑いがあるとわかりましたが，これでPTSDの診断が確定したわけではありません。専門家の方に診ていただく適切なタイミングだと思います」
疑問点を尋ねるよう促す	「アセスメントや治療に関して疑問点があれば，何でも結構ですのでお尋ねください」
PTSDには有効な治療があることを説明する	「PTSDや関連する問題に対して，薬物療法や精神療法など有効な治療法があります。トラウマ焦点化心理療法とよばれる治療の有効性が高いですが，他の治療法も実践され効果が示されています」
本人が紹介を望まない場合	紹介を望まない場合でも，心理教育テキストなどを渡して情報提供を行うことができます。さらに，患者の許可を得て，配偶者や身近な人とともに話し合いをもつこともできます。

〔米国退役軍人省ホームページ（https://www.ptsd.va.gov/professional/treat/care/screening_referral. asp）より改変（アクセス日：2023年4月）〕

2. 一般精神科，プライマリ・ケア医に必要な基礎知識

　一般精神科診療でも，トラウマインフォームドケア（trauma informed care；TIC）の知識やPTSDなどの診断・治療の基礎知識がないと，トラウマ体験の影響を考慮することが困難になるという研究結果があります →エビデンス①。PTSDは精神医学のなかでも歴史が短い疾患ですので，プライマリ・ケア医が短時間でも疾患と治療を学ぶことがより適切な治療に結びつく可能性があります →エビデンス②。

押さえておきたいエビデンス

エビデンス①

医師の知識不足によってトラウマ関連疾患を見逃す

　この研究では質的研究としてPTSD患者11名とプライマリ・ケア医（対象人数不明）に半構造化面接を行い，プライマリ・ケアの段階でトラウマ体験のス

クリーニングをすることにどのような問題があるかを検討しました[1]。その結果，①患者はトラウマ体験を話題にするか迷い，医師はスクリーニングするか迷う，②医師の（患者にとって）間違ったことを言っていると思われることへの恐れ，③医療従事者と患者の制約と優先順位，という点がテーマとして抽出されました。また，医師の側に十分な時間がなかったり，認知行動療法などの治療者に紹介する方法がわからなかったり，TICの知識が不十分であることがPTSDなどトラウマ体験関連疾患をスクリーニングできない要因となることが示唆されました。

エビデンス ❷
プライマリ・ケア医へのトレーニングが有効

退役軍人は，メンタルヘルス不調を抱えていてもなかなか医療を受けないことが指摘されています。これを改善する方法として，プライマリ・ケア医へのPTSDのオンライントレーニングが有効である可能性があり，パイロット研究の結果が発表されています[2]。70分のプログラムでは，①スクリーニングとアセスメント，②併存する症状と関連問題，③薬物療法，④精神療法の講義が実施されました。受講者は，PTSDに関する知識度（平均回答率）が46%から75%にアップし，30日後も知識は保たれていました。そして，受講者の47%が，得た知識を臨床に活かすことができたと30日後の調査で回答しました。

文　献

1) van den Berk-Clark C, et al ; Ambulatory Research Community Health Network (ARCHNet)：Identifying and overcoming barriers to trauma screening in the primary care setting. Fam Syst Health, 39：177-187, 2021［PMID：33983759］
2) Samuelson KW, et al：Web-based PTSD training for primary care providers: a pilot study. Psychol Serv, 11：153-161, 2014［PMID：24364595］

中長期的支援
（経過との関連を含めて）

ポイント！

- 児童期の虐待や性暴力被害のような対人間暴力被害では，PTSD症状は慢性化しやすくなります。
- 中長期的な支援では，患者のPTSD症状だけでなく，患者のもつ健康的な側面・社会とのつながりにも注目し，両者を見据えた支援が有用です[1]。

基礎知識

1. 慢性化するPTSD症状

　PTSD症状は，早期に症状が改善する場合もありますが，一部は慢性化して中長期的支援が必要となります。慢性化しやすいトラウマ体験は，対人間で生じるもので戦闘体験，性暴力などです （→エビデンス①）。慢性化する人々の多くは，被害当初から重度の症状を示してきた群です。また，出来事そのものの特徴だけでなく，出来事以前の要因や出来事以後の要因もPTSD症状の慢性化と関連します 図1 。特に，出来事以前のトラウマ体験や出来事以後のソーシャルサポートの有無がPTSD症状経過と関連することを知っておくことが臨床上重要です[2] （→エビデンス②）。

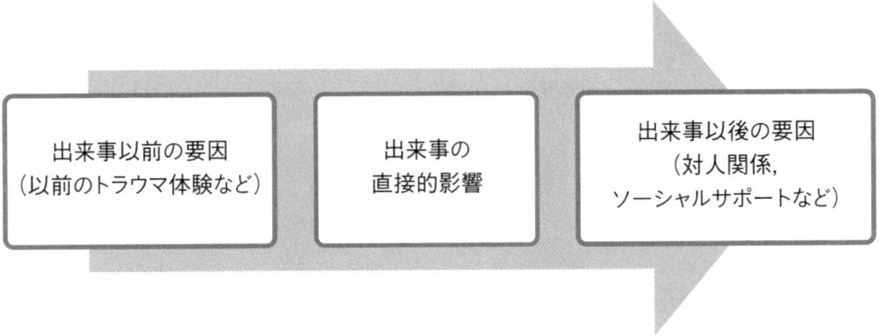

図1 PTSD症状慢性化の背景因子
〔大江美佐里，他：精神科治療学，30：767-771，2015より一部改変〕

2。中長期的な支援

　患者への中長期的な支援では，PTSD症状にのみ目を向けるのではなく，患者のもつ健康的な側面・社会とのつながりにも注目し，両者を見据えた支援を検討していくことが有用です[1]。例えば，患者が日常生活のなかで行っている活動や友人との付き合い，趣味の時間などについて尋ねることで症状に苦しんでいるだけではない患者の姿がみえます。健康的側面への介入は，リハビリテーション的視点ともいえます **図2**。例えば，ソーシャルサポートの一例として精神保健福祉士や市町村職員と話合いをもつことで，医師や心理職では十分把握することができない情報を意見交換することができます。

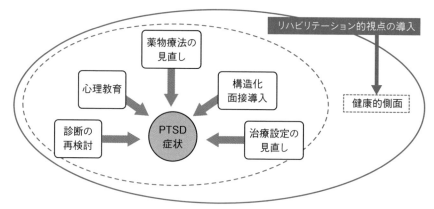

図2 慢性症状への対応・リハビリテーション的視点の導入概念図

〔大江美佐里，他：精神科治療学，30：767-771，2015より〕

押さえておきたいエビデンス

エビデンス①

トラウマ体験の種類でPTSD罹病期間は大きく異なる

　世界保健機関（WHO）が主催した疫学調査である the WHO World Mental Health（WMH）surveys の一環で，PTSDの罹病期間を調べたところ，平均で6年（72.3ヵ月）という結果でした[3]。トラウマ体験の種類によって平均罹病期間は大きく異なっており，長期にわたるものは戦闘体験（13.5年），児童期の身体的虐待（11.5年），ストーカー被害（10.6年），性暴力（9.5年）などでした。調査対象のなかで平均罹病期間が短い出来事は自然災害（1.1年），（成人の）身体的暴力被害（1.9年）でした。さらに，PTSD診断を満たさなくなっても閾値下でPTSD症状が持続している者も多く，例えば親しい人からの暴力（身体・性暴力）では，10年後にも40%の人が何らかの症状があると回答していました。これらの結果は，PTSD症状が中長期に続く事例があること，そうした事例に対する支援が必要であることを示しています。

自覚的な睡眠不全感などがPTSD症状の重度の推移と関連

　福島第一原子力発電所事故の避難指示区域に分類されていた福島県内の自治体の住民のうち，3年間に行われた3回の調査すべてに回答した12,371名を対象に，心理的苦痛の推移について混合軌跡モデリングという手法を用いて調査が行われました[4]。その結果，苦痛なし（19.3%）・苦痛軽度（47.6%）・苦痛中等度（27.4%）・苦痛重度（5.7%）という4つの軌跡に分類されました。この4つの軌跡はほぼ並行で，年々若干の改善を認めていました。また，多変量解析の結果，自覚的な睡眠不全感，問題飲酒，社会支援の不足，事故3年後の放射線リスク認知と心理的苦痛の重度での推移との間に関連があることがわかりました。

文　献

1）　大江美佐里，他：慢性化した心的外傷後ストレス障害症状の治療．精神科治療学，30：767-771，2015

2）　Lowe SR, et al : Trajectories of posttraumatic stress among urban residents. Am J Community Psychol, 53 : 159-172, 2014［PMID : 24469249］

3）　Kessler RC, et al : Trauma and PTSD in the WHO World Mental Health Surveys. Eur J Psychotraumatol, 8(sup5) : 1353383, 2017［PMID : 29075426］

4）　Oe M, et al : Predictors of severe psychological distress trajectory after nuclear disaster: evidence from the Fukushima Health Management Survey. BMJ Open, 6 : e013400, 2016［PMID : 27798033］

次の一歩 ① 現在中心療法

ポイント！

- PTSD治療として標準的に推奨されている治療法の1つとして，現在中心療法があります。
- トラウマ焦点化心理療法ほどの効果はありませんが，待機群よりも症状軽減効果があり，支持的精神療法の次の一歩として検討するべき治療法です。

基礎知識

1. 現在中心療法

　現在中心療法という言葉は，聞き慣れない方が多いと思います。トラウマ焦点化心理療法は，「**第5章　トラウマ焦点化心理療法の理解**」で解説しますが，それ以外の精神療法として「トラウマ体験に焦点を当てることを主要な標的としない」治療法があり，現在中心療法はそのなかの1つです。

　現在中心療法は，PTSD症状と関連していると考えられる日常の問題を積極的に取り上げて，症状緩和を手助けします[1]。もともとは，PTSDに対する認知行動療法の1つである認知処理療法の効果研究をする際に，トラウマ体験に焦点を当てない対照群として設定されました[2]。しかし，現在中心療法にも一定の効果があることがわかり　→エビデンス **1**，**2**，国際トラウマティック・ストレス学会の治療ガイドライン[3]は，成人のPTSDへの標準的な治療法として推奨しています。

2. 現在中心療法の進め方

個人精神療法としての現在中心療法のマニュアルは出版されておらず，治療者により多少の相違がありますが，

① 症状がどのように日々の生活の妨げになっているかを理解する心理教育

② 日々の課題に取り組むための効果的な戦略（学習）（例えば，自分の行動を記した日誌をつけることによって，日常生活が順調に送れているか，自分の行動目標を達成しているかを確認する）

③ ストレス因をモニタリングする宿題を使った新たな問題解決技法（「第3章 ⑨ 次の一歩 ②問題対処プラス」を参照）の習得

の3項目からなるとされています[4]。

当講座では，現在中心療法の日常診療での利用を推進するためのツールとして，マンガを作成しました 図1 。

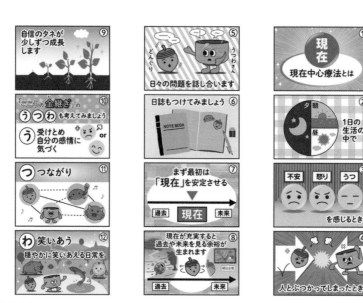

現在中心療法を9コマ目までで解説しています。最後の3コマは，回復に関する用語として当講座で考案した「こころの金継ぎ」という用語と，「うつわ」という頭文字を使った標語を示しています（この部分は現在中心療法との直接の関係はありません）。

図1 現在中心療法応援マンガ

〔大江美佐里：現在中心療法応援マンガ. 2022より〕

🔍 押さえておきたいエビデンス

エビデンス❶

現在中心療法にPTSD症状の軽減効果

　ベトナム戦争帰還兵の男性360名を対象にして，トラウマ焦点化心理療法と現在中心療法の2群で毎週6人のセッションを30週と，追加のセッションを5カ月にわたり行うランダム化比較試験が実施されました[2]。2群の結果を比較したところ，両者ともベースラインと比較して効果を示しており，intention-to-treat解析ではPTSD症状ほかで2群に差は認められませんでした。一方で，ドロップアウト率はトラウマ焦点化心理療法で高くなっていました。

エビデンス❷

現在中心療法は認知行動療法に比べ効果は低いがドロップアウト率も低い

　児童期に性被害を受けた女性74名を対象として，認知行動療法，現在中心療法（問題解決技法），待機群の3群に分けたランダム化比較試験が実施されました[1]。この論文ではいずれも個人精神療法として行われています。その結果，認知行動療法群は現在中心療法群と比較して，フォローアップでPTSDの診断基準を満たさなくなった患者の割合が有意に多くなりました。また，認知行動療法群，現在中心療法群はともに，待機群と比較してPTSD症状の改善において有意に優れていました。一方で，現在中心療法，待機群と比較すると，認知行動療法群ではドロップアウト率が有意に高くなりました。

文　献

1）McDonagh A, et al : Randomized trial of cognitive-behavioral therapy for chronic posttraumatic stress disorder in adult female survivors of childhood sexual abuse. J Consult Clin Psychol, 73 : 515-524, 2005［PMID : 15982149］

2）Schnurr PP, et al : Randomized trial of trauma-focused group therapy for posttraumatic stress disorder: results from a department of veterans affairs cooperative study. Arch Gen Psychiatry, 60 : 481-489, 2003［PMID : 12742869］

3）デイヴィッド・フォーブス，他・編／飛鳥井　望・監訳：PTSD治療ガイドライン［第3版］．金剛出版，2022

4）Belsher BE, et al : Present-centered therapy (PCT) for post-traumatic stress disorder (PTSD) in adults. Cochrane Database Syst Rev, 2019 : CD012898, 2019［PMID : 31742672］

次の一歩 ②問題対処プラス

ポイント！

● 「問題対処プラス」は紛争地域で困難を抱える成人向けに開発されたプログラムで，呼吸法，問題解決技法，行動活性化，ソーシャルサポートを4つの主要な要素としています。

● 海外でエビデンスが示されており，トラウマ診療を専門としない精神科医や精神保健の専門家ではない人にも実施が可能な技法です。

基礎知識

1. 問題対処プラス

「問題対処プラス」という単語はあまり聞き慣れないと思います。英語ではProblem Management Plus（PM+）という名称で開発された介入法で，世界保健機関（WHO）により精神保健の専門家ではない人（例：地域の保健師）であっても，紛争地域などで提供できるよう工夫されています[1]。副題を「逆境に直面するコミュニティで困難を抱える成人に対する個人心理援助」といいます。当講座では，WHOが作成したマニュアルを日本語訳しました（WHOのWebサイトからダウンロードできます）[1]。今回，本書でPM+を紹介することにしたのは，支持的精神療法より認知行動療法的要素を含んではいますが，トラウマ焦点化心理療法に比べて取り組みやすいからです。PTSDの診断の有無にとらわれることなく，臨床現場での困りごとを取り上げるという点で現在中心療法と似ています。

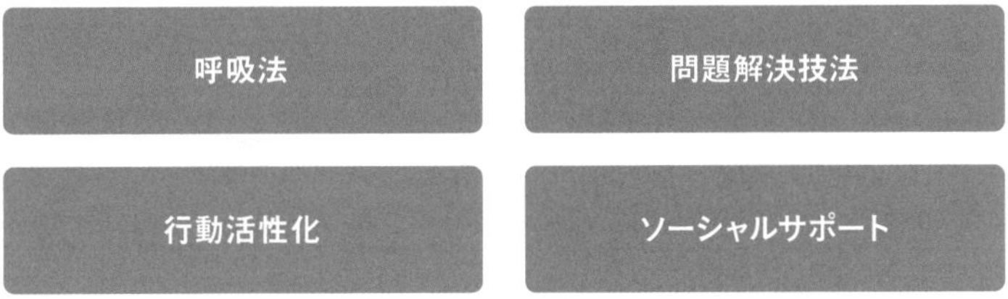

呼吸法	問題解決技法
行動活性化	ソーシャルサポート

図1 問題対処プラスの4つの要素

2。問題対処プラスの進め方

原法は 2 回の評価セッション， 5 回の介入セッション（週 1 回，90分）となっていますが，当講座ではこの内容を「認知行動療法 やわらかこころプログラム」と題して心理教育テキストとして使えるようにしています（当講座のWebサイトよりダウンロードできます）[2]。

問題対処プラスでは，呼吸法，問題解決技法，行動活性化，ソーシャルサポートを 4 つの主要な要素としています 図1, 2 。海外では個人精神療法や，ピアでの実施でエビデンスが示されています →エビデンス❶, ❷ 。

(1)呼吸法

気持ちを落ち着かせて不安をしずめるには，呼吸を整えることが有効です。例えば 3 秒吸って， 3 秒止めて， 6 秒かけて吐く，といった深い呼吸を 5 ～10 回ほど繰り返します。コツは，「吐く息を意識する」ことです。

(2)問題解決方法

まず，悩み事を 1 つ紙に書いてもらいます。そして，その悩み事が「いつ，どこで，誰といるとき，どのくらいの長さで，どのように」起きているかもわかる範囲で書いてもらいます。

次に，問題解決のアイデアを出してもらいます。良くても悪くても気にせずアイデアを出してもらうことが大切です。

アイデアを出したら，実際にやれそうで，解決策になりそうなものを選ぶ作業に入ります。負担が少なく，具体的な行動を選びます。

解決策を決めたら，いつ，誰と，どのように解決策を実行するかを考えていきます。計画を立てたら，実行に移し，計画通り実行できたか，振り返りを行います。

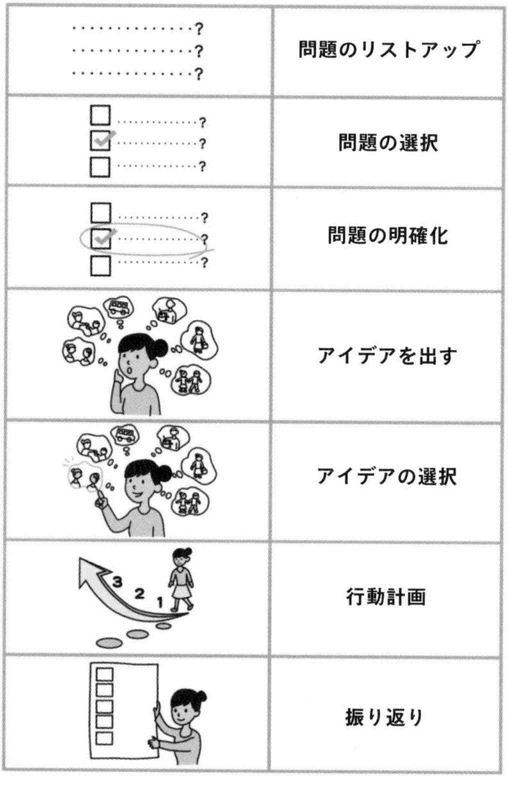

図2 問題管理（問題解決技法）の手順（WHO PM+日本語版より）

〔World Health Organization：Problem management plus(PM+): individual psychological help for adults impaired by distress in communities exposed to adversity, WHO generic field-trial version 1.0. 2016 (https://apps.who.int/iris/handle/10665/206417)（アクセス日：2023年4月）より〕

(3) 行動活性化

気分に行動が引きずられることはよくあります。しかし，一度ゆっくり休み症状が落ち着いた後で，体を動かすのが難しくなっているときには，気分にとらわれず，まず行動することが役立ちます。自分が楽しみにしていることや，生活が充実することを思い浮かべ，実施可能なことを決めます。決めた項目を予定表に入れて，行動をしてみるよう促します。行動をすることで気分が軽くなると，また行動したいという好循環に入ることができます。

(4) ソーシャルサポート

自分の周りにどのような人がいて，自分の相談に乗ってくれるかを考えてもらいます。家族や親戚，学校の同級生や職場の同僚，友人，近所の人，趣味の知り合い，訪問看護やヘルパー，地域の保健師，主治医など，いろいろな場面を想定してもらいます。

また，たとえ相談できなくても，一緒にいてほっとできる人もつながりのひとつですので，そのような人をあげてもらいます。安心して過ごせる人が周りにいると知ることが，生活を豊かにすることにつながることを説明します。

押さえておきたいエビデンス

エビデンス❶

問題対処プラスで不安・抑うつ・PTSD症状，困難の程度が有意に改善

パキスタンの紛争地域でストレスを訴えてプライマリ・ケア医療機関を受診した346名の成人を対象に，90分週1回，全5回の問題対処プラス介入群と通常ケア群の2群でランダム化比較試験が実施されました[3]。その結果，3カ月後に問題対処プラス介入群は通常ケア群と比較して，不安・抑うつ・PTSD症状，困難の程度に有意な改善を認めました。

エビデンス②

問題対処プラスのピアでの実施でうつ症状, 不安症状, PTSD 症状が改善

　問題対処プラスのピアでの実施を検討するために, オランダに在住しているシリア難民206名を対象として単盲検で問題対処プラス実施群と通常ケア群でランダム化比較試験が実施されました[4]。その結果, 3カ月後のフォローアップ時点で問題対処プラス実施群では通常ケア群と比較して有意にうつ症状, 不安症状, PTSD症状が改善していましたが, 機能障害には差がありませんでした。

文　献

1) World Health Organization : Problem management plus(PM+): individual psychological help for adults impaired by distress in communities exposed to adversity, WHO generic field-trial version 1.0. 2016 (https://apps.who.int/iris/handle/10665/206417)（アクセス日：2023年4月）

2) 松岡美智子：支援現場で用いる問題対処プラスプログラム．トラウマの伝え方；事例でみる心理教育実践（大江美佐里・編），誠信書房，2021

3) Rahman A, et al : Effect of a Multicomponent Behavioral Intervention in Adults Impaired by Psychological Distress in a Conflict-Affected Area of Pakistan: A Randomized Clinical Trial. JAMA, 316 : 2609-2617, 2016 ［PMID : 27837602］

4) de Graaff AM, et al ; STRENGTHS Consortium; STRENGTHS consortium : Peer-provided psychological intervention for Syrian refugees: results of a randomised controlled trial on the effectiveness of Problem Management Plus. BMJ Ment Health, 26 : e300637, 2023 ［PMID : 36789918］

薬物療法

PTSD症状への
薬物療法

ポイント！

- わが国でPTSDに対して保険適用を取得している薬物は, 選択的セロトニン再取り込み阻害薬(SSRI)のうちパロキセチンとセルトラリンであり, この2剤が薬物療法の基本です。
- 効果と忍容性のバランスを考慮すると, 他のSSRIやセロトニン・ノルアドレナリン再取り込み阻害薬(SNRI)の適応外使用も検討に値します。
- パロキセチンでは離脱症状の出現率が高いことに留意します。
- ベンゾジアゼピン系抗不安薬の投与は避けます。

基礎知識

1. 薬物療法の効果と副作用

　国際トラウマティック・ストレス学会 (ISTSS) のガイドライン[1] では, 薬物療法の効果は心理療法に比べて劣るとしながらも, 選択的セロトニン再取り込み阻害薬 (SSRI) のパロキセチン, セルトラリンと fluoxetine (国内未発売), そしてセロトニン・ノルアドレナリン再取り込み阻害薬 (SNRI) のベンラファキシンを推奨しています。SSRI, SNRIのうちどの薬物を選択するかは, 個々の薬物の副作用プロファイルを考慮することが重要です 図1 。特に, パロキセチンでは離脱症状の出現率が高いことから →エビデンス❶ , 注意を要します。ベンゾジアゼピン系薬剤は, PTSD症状の改善に寄与しないばかりか, トラウマ体

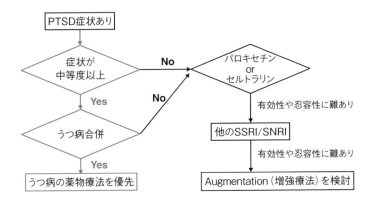

図1 薬物療法の考え方の一例（筆者作成）

験後の投与ではPTSD発症リスクの上昇にもつながるため，安易な使用は避けるべきです →エビデンス❷ 。

②．重症患者への薬物療法

SSRIを中心とした処方で効果が不十分な場合の薬物療法は，PTSDの重症度の高い集団と考えられる退役軍人を対象とした研究が参考になり，非定型抗精神病薬のリスペリドンが効果・忍容性ともに良好であるという結果が示されています →エビデンス❸ 。ISTSSのガイドラインでは，クエチアピンが「新たにエビデンスが得られている薬物」とされています[1]。また，PTSDの重症度が高い場合，うつ病の併存率が高いと考えられることから，うつ病に関する治療ガイドラインなども参考にして治療を検討します。

③．睡眠障害への薬物療法

PTSDの診断基準には悪夢，睡眠障害が明記されており，実臨床上で対応を迫られることが多くあります。PTSDの悪夢には，プラゾシン（国内では高血圧などの保険適用）が有力な候補薬物でしたが，退役軍人を対象とした研究ではプラセボと比較して効果が示されませんでした[2]。一方で，睡眠の質をアウトカム

にしたレビュー[3]では，セルトラリン，ミルタザピン，パロキセチン，nefazodone
（国内未発売），bupropion（国内未発売）がプラセボと比較して効果が認められたと
されています。SSRI，SNRIの多くは 5-HT_2刺激によって覚醒が促進されるた
め，入眠潜時の延長や睡眠持続性の低下などが生じ不眠症状が悪化しやすいと
いう特徴がありますが，レム睡眠の抑制作用（レム潜時の延長，レム睡眠の減少）も
有しています[4]。

　筆者は，重症度や患者の生活習慣病の有無などを確認しながら，PTSD患者
の睡眠障害に対して，鎮静系の抗うつ薬であるトラゾドンや抗精神病薬である
クロルプロマジンの処方を行うこともあります。クロルプロマジンは，少数投
与例ですが，わが国でPTSD患者への睡眠への効果が報告されています[5]。ト
ラゾドンは，60例の入院患者に投与した海外報告があり，悪夢および睡眠障害
への改善を認めています[6]。

押さえておきたいエビデンス

エビデンス❶

SSRIがプラセボと比較して有意にPTSD症状を改善

　成人PTSDを対象とした66のランダム化比較試験を解析したコクランライ
ブラリーによる2022年のレビュー[7]では，SSRIがプラセボと比較して有意な
効果を示していました。PTSD症状の改善は，SSRIでは58％であったのに対
し，プラセボでは35％でした。本結果は，8つの研究結果を参照しており信
頼度が高いと考えられます。有害な副作用に関しては，SSRIでは離脱症状が
プラセボと比較して多く，特にパロキセチンでは離脱症状が多く認められま
した。しかしながら，SSRI服用群のうち，副作用のために使用を中止した割
合は9％でした。

ベンゾジアゼピン系抗不安薬でPTSD発症リスクが上昇，症状も悪化

　ベンゾジアゼピン系抗不安薬のPTSDへの投与に関するランダム化比較試験およびコホート研究を対象としたメタ解析[8]では，コホート研究の場合，トラウマ体験後にPTSDを投与された群では，投与されなかった群と比較してPTSDを発症するリスクの上昇（RR = 1.53，95%CI［1.05，2.23］）が認められました。ランダム化比較試験では，PTSD症状の悪化傾向が認められました（SMD = 0.24，95%CI［0.32，0.79］）。

リスペリドンでPTSDの総合症状尺度，忍容性ともに良好な結果

　米国退役軍人を対象とした36のランダム化比較試験を解析したレビュー[9]では，PTSDへの薬物療法は全体としてプラセボと比較し効果を示しましたが，副作用も有意に認められました。非定型抗精神病薬に分類されるリスペリドンは，PTSDの総合症状尺度の変化（SMD = 0.22，95%CI［−0.43，0.00］）と忍容性（RR = 1.31，95%CI［0.82，2.59］）ともに良好な治療効果を示しました。セロトニン（5-HT）受容体に作用する薬物では，過覚醒症状（SMD = −0.54，95%CI［−0.86，−0.21］），再体験症状（SMD = −0.62，95% CI［−0.86，−0.39］），回避症状（SMD = −0.53，95%CI［−0.77，−0.3］）の減少が認められました。

第4章

文　献

1）Forbes D, et al : Effective Treatments for PTSD ; Practice Guidelines from the International Society for Traumatic Stress Studies, 3rd edition, Guilford Press, 2020

2）Raskind MA, et al : Trial of Prazosin for Post-Traumatic Stress Disorder in Military Veterans. N Engl J Med, 378 : 507-517, 2018[PMID : 29414272]

3）de Moraes Costa G, et al : Efficacy, acceptability, and tolerability of antidepressants for sleep quality disturbances in post-traumatic stress disorder : A systematic review and network meta-analysis. Prog Neuropsychopharmacol Biol Psychiatry, 117 : 110557, 2022[PMID : 35395322]

4）三島和夫：向精神薬を用いた不眠治療の現状と課題．精神神経学雑誌，120：558-563，2018

5）土生川光成，他：PTSD患者の難治性睡眠障害に対するchlorpromazine追加投与の効果；主観的および客観的睡眠指標を用いた評価．臨床精神医学，45：101-110，2016

6) Warner MD, et al : Survey on the usefulness of trazodone in patients with PTSD with insomnia or nightmares. Pharmacopsychiatry, 34 : 128-131, 2001[PMID : 11518472]

7) Williams T, et al : Pharmacotherapy for post traumatic stress disorder（PTSD）. Cochrane Database Syst Rev, 3 : CD002795, 2022[PMID : 35234292]

8) Campos B, et al : To BDZ or not to BDZ? That is the question! Is there reliable scientific evidence for or against using benzodiazepines in the aftermath of potentially traumatic events for the prevention of PTSD? A systematic review and meta-analysis. J Psychopharmacol, 36 : 449-459,2022[PMID : 35437077]

9) Zhao YF, et al : Key Clinical Interest Outcomes of Pharmaceutical Administration for Veterans With Post-Traumatic Stress Disorder Based on Pooled Evidences of 36 Randomised Controlled Trials With 2,331 Adults. Front Pharmacol, 11 : 602447, 2020[PMID : 33390990]

2

併存するアルコール使用症への薬物療法

ポイント！

- PTSDは問題飲酒との関連が高く，診療の際に飲酒量の変化などを尋ねることは有用です。
- PTSDとアルコール使用症(AUD)が併存する場合，PTSDの治療でアルコール使用量が減る可能性があります。
- AUDへの薬物療法を行うと，PTSD症状の改善がみられる可能性も示唆されていますが，エビデンスは少ないのが現状です。
- 近年断酒だけでなく，節酒を目標とした治療選択肢も増えており，注目されます 図1, 2 。

基礎知識

1。アルコール使用症(AUD)

　物質使用症(substance use disorder；SUD)と精神疾患の併存は海外でdual diagnosis(二重診断，重複診断)とよばれています。本項では，SUDのうち特にアルコール使用症(alcohol use disorder；AUD)を検討します。PTSDとAUDとの併存率は高く，成人のAUD患者の30〜59%にPTSD診断がみられ，逆にPTSD患者の28〜85%にAUDがみられるとされています[1]。大規模災害後の被災住民の支援で，アルコール問題が話題となることが多く，併存症として意識しておくことは重要です。PTSDとAUDが併存する場合，PTSDの治療によってアルコール

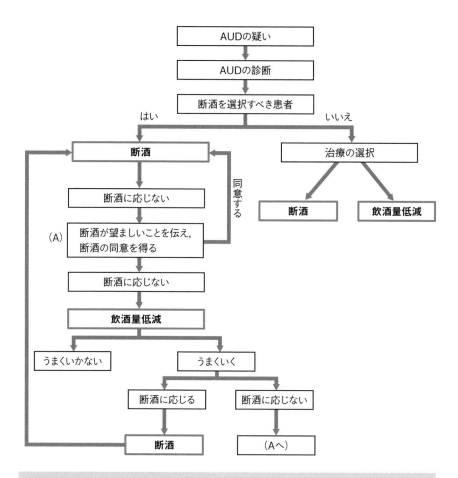

断酒を目標とした治療を選択すべき患者

- 入院による治療が必要な患者
- 飲酒に伴って生じる問題が重篤で社会・家庭生活が困難な患者
- 臓器障害が重篤で飲酒により生命に危機があるような患者
- 現在，緊急の治療を要するアルコール離脱症状（幻覚，けいれん，振戦など）のある患者

図1 AUDに対する断酒・節酒のためのフローチャート

〔日本アルコール・アディクション医学会，他：新アルコール・薬物使用障害の診断治療ガイドラインに基づいたアルコール依存症の診断治療の手引き 第1版，2018（https://www.j-arukanren.com/pdf/20190104_shin_al_yakubutsu_guide_tebiki.pdf）（アクセス日：2023年4月）より一部改変〕

使用量が減る可能性があります →エビデンス❶,❷ 。

❷。PTSDと物質乱用併存への心理療法プログラム

PTSDと物質乱用の併存について，両方を治療目標とした心理療法プログラムが開発されています[2),3)]（「第1章❿アディクション」参照）。この領域の治療の専門を目指す方には参考になります。著者らのチームでは，嗜癖関連問題全体を取り扱う心理教育テキストを作成して，対象となる方に使用しています[4)]。

AUDの飲酒量低減薬として，ナルメフェンがあります。PTSD併存でのナルメフェン投与のエビデンスはまだありませんが，今後が期待されます。

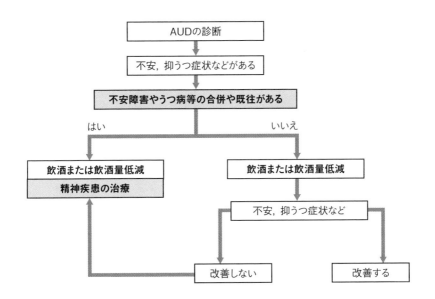

図2 AUDに不安，抑うつ症状が認められる場合のフローチャート

〔日本アルコール・アディクション医学会，他：新アルコール・薬物使用障害の診断治療ガイドラインに基づいたアルコール依存症の診断治療の手引き 第1版，2018（https://www.j-arukanren.com/pdf/20190104_shin_al_yakubutsu_guide_tebiki.pdf）（アクセス日：2023年4月）より一部改変〕

押さえておきたいエビデンス

エビデンス ❶

PTSDへの薬物療法でAUDでのアルコール使用量が減少

2015年のレビュー[5]では，併存するAUDに対して，PTSDへの薬物療法にnaltrexone（国内未発売），アカンプロサート，ジスルフィラムが使用可能であると示されています。ジスルフィラムでは，PTSDとAUDの併存患者でプラセボと比較してアルコール使用量が減少したという結果が報告されています（ただし，このレビューでは，アカンプロサートについて具体的なエビデンスは示していません）。

エビデンス ❷

セルトラリンでPTSD症状の改善とアルコール使用量減少

PTSDにアルコール依存を合併した外来患者94名を対象に二重盲検，プラセボ対照試験としてセルトラリン投与を行った研究[6]では，12週後の時点でPTSD症状が改善した場合，アルコールの使用量も減ったと報告されました。PTSD症状のなかでも特に過覚醒症状（覚醒度と反応性の著しい変化）が改善した患者でアルコール使用問題の改善も認められていました。

文　献

1) Ralevski E, et al : PTSD and comorbid AUD : a review of pharmacological and alternative treatment options. Subst Abuse Rehabil, 5 : 25-36, 2014 [PMID : 24648794]
2) リサ・M・ナジャヴィッツ・著／近藤あゆみ，他・監訳：トラウマとアディクションからの回復；ベストな自分を見つけるための方法．金剛出版，2020
3) リサ．M．ナジャヴィッツ・著／松本俊彦，他・監訳：PTSD・物質乱用治療マニュアル；「シーキングセーフティ」．金剛出版，2017
4) 石田哲也：合併する嗜癖問題に対する心理教育．トラウマの伝え方；事例でみる心理教育実践（大江美佐里・編），誠信書房，2021
5) Shorter D, et al : Pharmacologic management of comorbid post-traumatic stress disorder and addictions. Am J Addict, 24 : 705-712, 2015 [PMID : 26587796]
6) Back SE, et al : Symptom improvement in co-occurring PTSD and alcohol dependence. J Nerv Ment Dis, 194:690-696, 2006 [PMID : 16971821]

トラウマ焦点化心理療法の理解

トラウマ焦点化心理療法とは

- トラウマ焦点化心理療法とは，トラウマ体験を直接取り扱うセッションを含んだ心理療法です。
- トラウマ焦点化心理療法の効果の高さのエビデンスが蓄積されています。
- 可能であれば患者の好む治療法を選択すると，より効果が期待できるかもしれません。

基礎知識

1。トラウマ焦点化心理療法

　トラウマ焦点化心理療法とは，トラウマ体験を直接取り扱うセッションを含んだ心理療法です。代表的な治療法には，持続エクスポージャー法（prolonged exposure；PE），眼球運動による脱感作と再処理法（eye movement desensitization and reprocessing；EMDR），認知処理療法（cognitive processing therapy；CPT），児童に対するトラウマ焦点化認知行動療法（trauma focused cognitive behavioral therapy；TF-CBT），STAIRナラティブセラピー（skills training in affective and interpersonal regulation narrative therapy）があり，本章で説明します。

2。治療法の選択

　トラウマ焦点化心理療法の多くは，構造化された16回程度の治療プログラムとなっています。治療効果が高いことが特徴ですが，ドロップアウト率が高いことが短所となっています。どの治療法を選択するか，といえるほどトラウマ

焦点化心理療法は普及していないのが現状ですが，可能であれば患者の好む治療法を選択するとより効果を期待できるかもしれません →エビデンス❶ 。治療導入にあたっては，どのような治療であるのかをわかりやすく説明することが重要です。

薬物療法とトラウマ焦点化心理療法を比較すると，総じてトラウマ焦点化心理療法で効果が高いことが示されています →エビデンス❷ 。

✧🔍 押さえておきたいエビデンス

エビデンス❶

好みの治療による治療効果の差はわずか

2008～2013年の間に中等度以上の症状をもつ慢性PTSD患者110名に対して，事前に心理療法（PE，対人関係療法，リラクセーション）の説明をして患者にどの治療法を好むかを聞いた後に，ランダム化して心理療法を割り当てました[1]。その結果，対人関係療法を好むとする患者が50％で，PE 26％，リラクセーション26％でした。患者が好む治療を受けたかどうかで治療成績が異なるかがこの研究の注目点でしたが，治療法の好みによる治療効果の差はわずかでした。一方，うつ病併存の患者の場合には，望まない治療を受けるとCAPS得点が最も悪いという結果になっていました。

エビデンス❷

薬物療法と比較して心理療法で高い効果

成人PTSD治療のランダム化比較試験（1980～2012年4月1日までの論文）についてメタ解析が実施され，112の研究が検討されました[2]。その結果，総じてトラウマ焦点化心理療法のほうが薬物療法よりもエフェクトサイズが大きいという結果となりました。また，トラウマ焦点化心理療法および薬物療法の両者で女性のほうが男性よりもエフェクトサイズが大きくなっていました。

文　献

1) Markowitz JC, et al : Treatment preferences of psychotherapy patients with chronic PTSD. J Clin Psychiatry, 77 : 363-370, 2016 [PMID : 26115532]
2) Watts BV, et al : Meta-analysis of the efficacy of treatments for posttraumatic stress disorder. J Clin Psychiatry, 74 : e541-e550, 2013 [PMID : 23842024]

持続エクスポージャー法

ポイント！

- 持続エクスポージャー法(PE)は，わが国で保険適用を有するPTSDへのトラウマ焦点化認知行動療法です。
- 世界の多くのガイドラインで第一選択治療の1つとして推奨されています →エビデンス❶ 。

基礎知識

1. 持続エクスポージャー法(PE)

　持続エクスポージャー法（prolonged exposure；PE）は，Foaによって開発されたPTSDに焦点化された認知行動療法です[1),2)]。通常1回90分のセッションが10〜12回程度行われます（事例により回数は異なります）。トラウマ場面やトラウマ記憶に関連する曝露を取り扱うセッションが含まれるのが大きな特徴です 図1 。わが国でもランダム化比較試験が実施され，効果が示されています →エビデンス❷ 。PEに限らず，トラウマ焦点化心理療法は残念ながらドロップアウト率が高いことが知られており →エビデンス❸ ，実施できる施設や治療者が少ないという点にも留意が必要です。

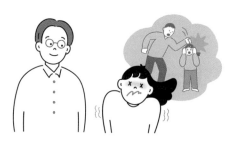

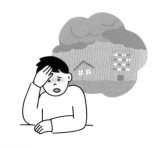

現実曝露
現実の日常生活で，トラウマを想
起するような状況に接すること

想像曝露
過去のトラウマ体験を想起し，その
ときの感情をもって記憶を語ること

図1 PE治療の現実曝露と想像曝露

2。実施資格

　PEを実施する治療者になるためには，規定のワークショップとスーパービ
ジョンを受ける必要があります。PEはわが国で保険適用を有しており，「認知
療法・認知行動療法」の枠組みで16回に限り算定できます。実施する医師が認
知療法・認知行動療法に習熟していることが求められています。

　例えば，国立精神・神経医療研究センターでは定期的に研修が開催されてい
ます。

押さえておきたいエビデンス

エビデンス❶

さまざまなガイドラインでPEは第一選択治療の1つ

　世界のPTSD治療ガイドラインを対象としたレビューでは，米国心理学会
の治療ガイドライン，国際トラウマティック・ストレス学会のガイドライン，
オーストラリアPhoenix Australia Centre for Posttraumatic Mental Healthのガ
イドラインで，PEは第一選択の治療の1つにあげられています[3]。

エビデンス❷

PE群はPTSD症状だけでなく，うつ症状にも効果

　PTSD患者24名（うち女性21名）をPE群と対照群とにランダムに振り分け，対照群には10週間後にPEを開始するという設定で実施した研究が行われました。その結果，PE群ではPTSD症状だけでなく，うつ症状も対照群より有意に改善を認めました[4]。

エビデンス❸

PEの平均ドロップアウト率は22%

　2020年のシステマティック・レビューおよびメタ解析では，PEの平均ドロップアウト率は22%でした[5]。

文　献

1) エドナ・B・フォア，他・著／金　吉晴，他・監訳：PTSDの持続エクスポージャー療法．星和書店，2009
2) 金　吉晴，他：PTSD（心的外傷後ストレス障害）の認知行動療法マニュアル（治療者用）［持続エクスポージャー療法/PE療法］．不安障害の認知療法・認知行動療法マニュアル（平成27年度厚生労働省障害者対策総合研究事業「認知行動療法等の精神療法の科学的エビデンスに基づいた標準治療の開発と普及に関する研究」（アクセス日：2023年4月）
3) Martin A, et al : Treatment Guidelines for PTSD: A Systematic Review. J Clin Med, 10 : 4175, 2021［PMID : 34575284］
4) Asukai N, et al : Efficacy of exposure therapy for Japanese patients with posttraumatic stress disorder due to mixed traumatic events : A randomized controlled study. J Trauma Stress, 23 : 744-750, 2010［PMID : 21171135］
5) Lewis C, et al : Dropout from psychological therapies for post-traumatic stress disorder(PTSD) in adults: systematic review and meta-analysis. Eur J Psychotraumatol, 11 : 1709709, 2020［PMID : 32284816］

5章 3 眼球運動による脱感作と再処理法

> **ポイント！**
>
> ● 眼球運動による脱感作と再処理法(EMDR)は，世界の多くのガイドライン
>   で第一選択治療の1つとして推奨されているトラウマ焦点化心理療法で
>   す →エビデンス❶ 。

基礎知識

1。眼球運動による脱感作と再処理法(EMDR)

　眼球運動による脱感作と再処理法(eye movement desensitization and reprocessing；EMDR) は，Shapiroによって開発されたトラウマ焦点化心理療法です[1]。認知行動療法の枠組みに入るとするガイドラインと，認知行動療法とは別に取り扱っているガイドラインがあります[2]。眼球運動をはじめとした両側性刺激の間に，トラウマ体験に関する記憶を取り扱うセッションが含まれるのが特徴です 表1 。セッション数は事例の複雑度に応じて幅が広く，単一のトラウマ体験の場合では，3セッション以内に終了することもあります[3]。両側性刺激には視覚（眼球運動）のほか，聴覚（音），触覚（タッピング）などが用いられます。EMDRの効果は，思春期・青年期にも認められています →エビデンス❷ 。

表1 8段階のEMDR治療の概観

段階	目標	手続き手順
成育歴・病歴聴取	背景情報の収集。EMDR治療への適性を見きわめる。	標準的な成育歴聴取質問票と診断尺度。
	標準化された3分岐プロトコルに従い、クライエントの生活歴の出来事から処理を行うターゲット出来事を特定する。	選択基準の再検討。
		以下を特定するための質問と技法（例：漂い戻り、情動スキャン）。①病理の土台となっている過去の出来事、②現在の引き金、③未来に必要とすること。
準備	ターゲット出来事をEMDR処理するためのクライエント側の準備。	症状についての教育。
		安定と個人的なコントロール感（例：安全な場所）を育むメタファーや技法。
アセスメント	処理する記憶の主たる要素を刺激し、EMDR処理のためのターゲットにアクセスする。	映像、現在維持されている否定的認知、望んでいる肯定的信念、現在の情動、身体感覚、同時にベースライン値を得る。
脱感作	適応的解決（苦痛なし）に向けて体験を処理する。	洞察、情動、身体感覚、その他の記憶を自発的に生じさせる眼球運動（タッピングや聴覚刺激）を取り入れた標準化プロトコル。
植え付け	肯定的な認知ネットワークへの連結を増やす。	望んでいる肯定的信念の妥当性を高め、既存の記憶ネットワーク内へ完全に統合させる。
ボディスキャン	ターゲット出来事に関連する慢性症状をすべて完全に処理する。	身体感覚として残っている未処理のものに集中し、処理する。
終了	EMDRセラピーセッション完了時、あるいは次のセッションまでのクライエントの安定度を確実にする。	必要に応じて、セルフコントロール技法を使用する。
		次のセッションまでに起こるかもしれないことや行動報告について伝える。
再評価	治療効果とクライエントの安定度が維持されることを確実にする。	治療効果を評価する。
		より大きな社会システム内への統合を評価する。

〔Schnyder U, et al (Ed.) : Evidence Based Treatments for Trauma-Related Psychological Disorders : A Practical Guide for clinicians. Springer, 2016〕

第5章

2. 実施資格

　日本EMDR学会のWebサイトに，EMDRトレーニング参加資格が掲載されています 表2 。規定のトレーニングとコンサルテーションに参加することで実施資格が付与されます。

　また，日本EMDR学会認定の正式のEMDRトレーニングを修了したEMDR治療者も同学会Webサイトで公開されています。

表2　EMDRトレーニング参加資格

医師	医学部を卒業し，医師免許を有し，少なくとも2年以上の精神医学又は心理学的な臨床経験を有するもの。場合によっては所属長あるいは指導医（者）の推薦状あるいは証明書を要することがある。
心理職	公認心理師資格を有するもの。場合によっては所属長あるいは指導医（者）の推薦状あるいは証明書を要することがある。 但し，当面の間，臨床心理士の資格を有するものも認められる。
その他	前号に該当しない学部の卒業であっても，少なくとも学部卒業後5年間の心理臨床経験を持ち，うち1年は精神科医，臨床心理士にスーパービジョンを受けた者で，所属長あるいは指導医（者）の推薦状あるいは証明書を有するものにあっては，本会の資格審査委員会の審査を持って入会を認める場合がある。

〔日本EMDR学会：EMDRトレーニング参加資格（https://www.emdr.jp/）（アクセス日2023年5月26日）より〕

 押さえておきたいエビデンス

エビデンス ①

多くのガイドラインでEMDRはPTSDの第一選択治療の1つ

　世界のPTSD治療ガイドラインを対象としたレビューで，EMDRは2013年の世界保健機関（WHO）のガイドラインや2014年の英国精神薬理学会のガイドライン，2020年の国際トラウマティック・ストレス学会のガイドラインをはじめとして多くのガイドラインで第一選択治療の1つとして推奨されています[2]。

エビデンス②
PTSD患者へのEMDRで有意に症状が改善

　単回性のトラウマを体験した8〜18歳のDSM-IVでのPTSD患者を，EMDR，認知行動筆記療法，待機群の3群に分けた単盲検ランダム化比較試験として行われた研究[4] では，EMDRも認知行動筆記療法も待機群と比較して有意にPTSD症状を改善させました。また，3カ月後，12カ月後のフォローアップでも効果は維持されていました。また，トラウマ体験に関連した陰性の認識，不安，うつ，行動の問題にも効果を認めました。認知行動筆記療法ではセッション数の平均は5.4回，治療時間が227分だったのに対して，EMDRではセッション数の平均は4.1回，治療時間が140分と有意に短くなっていました。

文　献

1）　フランシーン・シャピロ・著／市井雅哉・監訳：EMDR 外傷記憶を処理する心理療法．二瓶社，2004
2）　Martin A, et al : Treatment Guidelines for PTSD : A Systematic Review. J Clin Med, 10 : 4175, 2021 ［PMID : 34575284］
3）　Francine Shapiro, et al：トラウマ関連障害のためのEMDRセラピー．トラウマ関連疾患心理療法ガイドブック；事例で見る多様性と共通性（ウルリッヒ・シュニーダー，他・編／前田正治・監訳），誠信書房，2017
4）　de Roos C, et al : Comparison of eye movement desensitization and reprocessing therapy, cognitive behavioral writing therapy, and wait-list in pediatric posttraumatic stress disorder following single-incident trauma: a multicenter randomized clinical trial. J Child Psychol Psychiatry, 58 : 1219-1228, 2017 ［PMID : 28660669］

認知処理療法

● 認知処理療法(CPT)は，トラウマ焦点化認知行動療法の1つで，世界の多くの
ガイドラインで第一選択治療の1つと位置づけられています →エビデンス❶ 。

基礎知識

1．認知処理療法(CPT)

　認知処理療法（cognitive processing therapy；CPT）は，米国のResickらによって開
発されたトラウマ焦点化認知行動療法の1つ[1]で，12回程度のセッションによ
り構成されています。PTSDからの回復を妨げる考え方・認知についてのセッ
ションや，他者との関係性を振り返るセッションが含まれているのが特徴です。
ソクラテス式問答（相手に質問を投げかける形で対話し，自己理解を深めてもらう専門的な面
接技法）を用いて，スタックポイントとよばれる行き詰った考え方（ 図1 ではド
ロ沼にはまることで比喩的にスタックポイントを示しました）を取り上げて，そうした考え
が妥当なのか改めて考えていきます。

　CPTの原法には，トラウマ体験について筆記するという項目が含まれていま
した。しかし，トラウマ筆記を除いたプログラム（CPT-C）のほうが，治療効果
が早く出現することから，いまではCPTはトラウマ筆記をしないプログラムが
標準となっています →エビデンス❷ 。また，CPTは文化差を考慮してプログラ
ム様式を変えることで治療効果があがります →エビデンス❸ 。

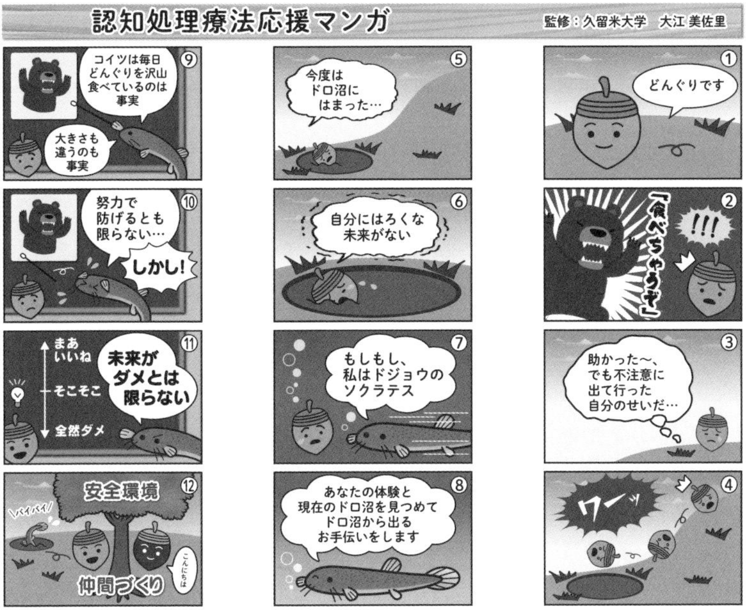

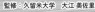

図1 認知処理療法応援マンガの一部（筆者作成）

2. 実施資格

　CPTを実施する治療者になるためには，規定のワークショップを受講する必要があります。2023年現在，国立精神・神経医療研究センター 認知行動療法センターのWebサイトでPTSDに対する認知処理療法研修の情報が掲載されています。

🔍 押さえておきたいエビデンス

エビデンス❶

世界のPTSD治療ガイドラインでCPTは第一選択治療の1つ

　世界のPTSD治療ガイドラインを対象としたレビューでは，米国心理学会の治療ガイドライン，国際トラウマティック・ストレス学会のガイドライン，

オーストラリアPhoenix Australia Centre for Posttraumatic Mental Healthのガイドラインで，CPTは第一選択の治療の1つにあげられています[2]。

エビデンス ❷
トラウマ筆記を除くほうが治療効果が早く出現

トラウマ筆記が含まれているプログラム（原法）とトラウマ筆記を除いたプログラム（CPT-C）について，対人暴力被害女性150名を対象に比較試験が行われました[3]。その結果，CPT-Cのほうが原法と比べて治療効果が早く出現することが示されました。この結果から，いまではCPTはトラウマ筆記をしないプログラムを標準とし，トラウマ筆記を治療のオプションとしています。トラウマ曝露の意味を考えるうえで示唆に富む事実といえます。

エビデンス ❸
文字が読めない参加者のために変更したプログラムに効果

コンゴ共和国で実施されたCPTの比較試験[4]では，文字が読めない参加者のためにイラストや体の部位を触るジェスチャーを用いて概念理解を図り，女性性暴力被害者への集団治療で効果を上げています。

文　献

1) パトリシア・A・リーシック，他・著／伊藤正哉，他・監修：トラウマへの認知処理療法．創元社，2019
2) Martin A, et al : Treatment Guidelines for PTSD: A Systematic Review. J Clin Med, 10 : 4175, 2021 [PMID : 34575284]
3) Resick PA, et al : A randomized clinical trial to dismantle components of cognitive processing therapy for posttraumatic stress disorder in female victims of interpersonal violence. J Consult Clin Psychol, 76 : 243-258, 2008 [PMID : 18377121]
4) Bass JK, et al : Controlled trial of psychotherapy for Congolese survivors of sexual violence. N Engl J Med, 368 : 2182-2191, 2013 [PMID : 23738545]

TF-CBT

- TF-CBTは，3〜18歳の子ども向けに開発されたトラウマ焦点化認知行動療法です。
- 子どものPTSDへのエビデンスが確立されています。

基礎知識

1。TF-CBT

　trauma focused cognitive behavioral therapy（TF-CBT）は直訳すると「トラウマ焦点化認知行動療法」となりますが，この名称で子ども向けのプログラムを指しますので，通常TF-CBTと略称でよばれています。TF-CBTは米国のDeblingerらによって開発され[1]，子どもセッション・保護者セッション・親子合同セッションから構成されます。毎週1回・60〜90分・8〜16週の構造化された枠組みで実施されています 表1 。

　子どものPTSDへのエビデンスが確立されていますが →エビデンス❶ ，無反応あるいはドロップアウトするケースもあります →エビデンス❷

表1 TF-CBTの治療構成要素「A-PRACTICE」(Cohen, et al, 2006)

Assessment and case conceptualization
アセスメントとケースの概念化
Psychoeducation about child trauma and trauma reminders
子どものトラウマ体験とトラウマリマインダーについての心理教育
Parenting component including parenting skills
ペアレンティングスキルを含む養育に関する要素
Relaxation skills individualized to youth and parent
子どもと養育者それぞれへのリラクセーションスキル
Affective modulation skills tailored to youth, family and culture
子ども・家族・文化に合わせた感情調整のスキル
Cognitive coping : connecting thoughts, feelings and behaviors
認知コーピング：考え・感情・行動のつながり
Trauma narrative and processing
トラウマナラティブとプロセッシング
In vivo mastery of trauma reminders
実生活内での段階的曝露
Conjoint youth-parent sessions
親子合同セッション
Enhancing future safety and development
将来の安全と発達の強化

〔亀岡智美：児童青年精神医学とその近接領域，57：536-544，2016より〕

2. 実施資格

　TF-CBTは，認定されたトレーナーによる定められた講座を受講した者に実施資格が与えられます。2023年5月現在，トラウマフォーカスト認知行動療法ラーニング・コラボラティブ研究会（TF-CBT LC研究会），兵庫県こころのケアセンターなど複数の団体で講座が開設されています。

押さえておきたいエビデンス

エビデンス **1**

TF-CBTはPTSD症状のほか，うつ・不安・悲嘆症状も改善

2022年のシステマティック・レビューおよびメタ解析[2]で，28のランダム化比較試験と33の非コントロール研究の結果，TF-CBTはコントロール群（待機群やアクティブプラセボ群）と比較して有意に子どものPTSD症状を改善させました。効果は，個人よりも集団に対するTF-CBTでより顕著でした。また，PTSD症状だけでなく，うつ・不安・悲嘆症状の改善も認め，第一選択の治療として推奨できると著者は述べています。

エビデンス **2**

PTSD症状が重いとTF-CBTに無反応となる傾向

TF-CBTを受けた児童・青年のうち，どのような人で無反応，あるいはドロップアウトしやすいかという要因を調べた研究[3]によると，24.4%が無反応で，ドロップアウトは13.3%にみられました。治療前のPTSD症状が重いと無反応となる傾向にありました。また，ドロップアウトは最初の2セッションで起こりやすいという結果でした。治療者側の要因としては，高強度のトレーニングを受けた治療者では無反応，ドロップアウトともに少ないということが示されました。

文　献

1） ジュディス・A・コーエン，他・著／亀岡智美，他・監訳：子どものためのトラウマフォーカスト認知行動療法；さまざまな臨床現場におけるTF-CBT実践ガイド．岩崎学術出版，2015
2） Thielemann JFB, et al : A systematic review and meta-analysis of trauma-focused cognitive behavioral therapy for children and adolescents. Child Abuse Negl, 134 : 105899, 2022 [PMID : 36155943]
3） Skar AS, et al : Predictors of nonresponse and drop-out among children and adolescents receiving TF-CBT: investigation of client-, therapist-, and implementation factors. BMC Health Serv Res, 22 : 1212, 2022 [PMID : 36175864]

第5章

STAIRナラティブセラピー

ポイント！

- STAIRナラティブセラピーは，児童期の虐待などの長期的影響として生じる症状を取り扱うセッションを含めた心理療法です。
- ICD-11のComplex PTSDの治療に役立つことが期待されています。

基礎知識

1。STAIRナラティブセラピー

感情調整と対人関係調整スキルトレーニング・ナラティブセラピー (skills training in affective and interpersonal regulation narrative therapy；STAIRナラティブセラピー) は，児童期虐待を受けた後に成人したサバイバーを想定して，米国のCloitreらによって開発された治療法です[1]。児童虐待を体験したPTSD患者での効果が示されています →エビデンス① 。

標準的には週1回60分，16回のセッションが行われます 図1 。トラウマ記憶へのナラティブセラピー (PEでの想像曝露とほぼ同じ内容) を行う前に，ICD-11のComplex PTSDで認められる disturbance of self organization (DSO) 症状 (「第1章 Complex PSD」を参照) への対応を中心としたセッションがあることが特徴です。この前半部分はSTAIRと略され，単独での効果もパイロット研究で認められています →エビデンス② 。

わが国では，国立精神・神経医療研究センターを中心としたメンバーで前後比較の結果が報告されています →エビデンス③ 。

2. 実施資格

　STAIRナラティブセラピーは，研修を受講して内容を十分理解した治療者によって行われることが必要です。これまで，国立精神・神経医療研究センターで不定期に研修が開催されています。

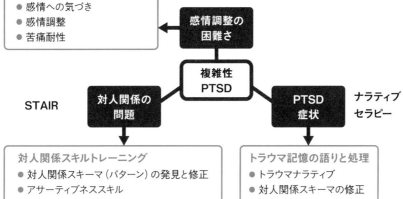

図1　STAIRナラティブセラピー全体像
〔丹羽まどか：精神療法，45：349-353，2019より〕

✦ 押さえておきたいエビデンス

エビデンス①

STAIRナラティブセラピーでの症状改善

児童虐待を体験したPTSD患者106名をSTAIRナラティブセラピー群，支持的カウンセリングと想像曝露を行った群，STAIRと支持的カウンセリングを行った群の3群に割り振ったランダム化比較試験では，寛解率はSTAIRナラティブセラピー群で最も高く（27%），次いでSTAIRと支持的カウンセリングを行った群でした（13%）。感情調節不全や対人関係困難に関する症状は，STAIRナラティブセラピー群で最も症状改善が認められました[2]。

エビデンス②

STAIRでの症状改善

スクリーニング検査でPTSDまたはうつ病と判定された米軍の帰還兵26名を対象とし，5セッションのプライマリ・ケア用に考案されたSTAIR群（STAIR／NTの前半部分のみ）と通常治療の2群でランダム化比較試験を行ったところ，通常治療群では症状の改善を認めなかったのに対して，STAIR群ではPTSD症状，うつ症状，感情調節困難に関する症状，社会参加のいずれもで改善を認めていました[3]。

エビデンス③

ICD-11の複雑性PTSDに対する前後比較

ICD-11の基準で複雑性PTSDと診断された成人女性を対象にSTAIRナラティブセラピーを実施した前後比較試験では，10名中7名が治療を終了し，そのうちの6名はフォローアップの時点で複雑性PTSDの診断基準を満たさない状況でした[4]。

文　献

1） メリレーヌ・クロアトル・著／金　吉晴・監修，翻訳：児童期虐待を生き延びた人々の治療；中断された人生のための精神療法．星和出版，2020
2） Cloitre M, et al : Treatment for PTSD related to childhood abuse: a randomized controlled trial. Am J Psychiatry, 167 : 915-924, 2010 [PMID : 20595411]
3） Jain S, et al : A Randomized Controlled Trial of Brief Skills Training in Affective and Interpersonal Regulation (STAIR) for Veterans in Primary Care. J Trauma Stress, 33 : 401-409, 2020 [PMID : 32506563]
4） Niwa M, et al : Skills Training in Affective and Interpersonal Regulation Narrative Therapy for women with ICD-11 complex PTSD related to childhood abuse in Japan: a pilot study. Eur J Psychotraumatol, 13 : 2080933, 2022 [PMID : 35695843]

第5章

第 6 章

領域別の
診療のポイント：
事例イメージをもとに

自然災害

- 自然災害では被災者の約10%に心的外傷後のストレス反応が生じるとされています →エビデンス❶ 。
- コミュニティ内での対人交流のあり方の変化が，メンタルヘルスの問題へのリスクとなる →エビデンス❶,❷ ので，症状だけでなく社会資源も検討することが有用です。

事例イメージ[1]

　70代女性のAさんは，夫と孫3人を2011年の東日本大震災で亡くしました。同時に兄弟を含めて親族を7～8人失っています。家も財産もすべてなくしてしまい，張り合いになるものが一気になくなってしまったといいます。

　仮設住宅での催し物のときは，皆が同じ傷をもっているとAさんは考えており，震災の話題には触れないのだと語ります。次第に，「災害に遭ったことはしょうがない」と思えるようになったAさんですが，自分だけが楽しんでいいのかと思うこともあり，家族の死について娘や息子と正直に話すことができないでいます。

事例解説

　Aさんからは，「張り合い」，「楽しみ」といった，ポジティブな感情の喪失が語られています。張り合いとは「懸命に何かをしてやろうという当方の張りつ

めた気持に対し，相手側にも相応の反応・効果があって，やりがいがあると感じること」[2] であり，相手があってこその感情であるといえます。仮設住宅では「皆が同じ傷をもっている」とＡさんは感じていますが，厳密には個々それぞれの体験や状況は同じではありません（例：どのような関係の者と死別したか，自宅は残ったか）。「自分だけが楽しんでいいのか」とポジティブな感情そのものに対しても申し訳なさを感じてしまう点は，生き残り罪責感といえるでしょう。

　大規模な自然災害の場合，多くの方が被災しますので，個人の力だけでは対応が困難なことが多くネットワークを組んでの対応が重要です 図1 。しかしその一方で一人ひとりの体験は異なっていますので，個人への支援を考える際には個別性を重視して，「～災害の被害者」という形でまとめて語らないように気をつけることも重要です。

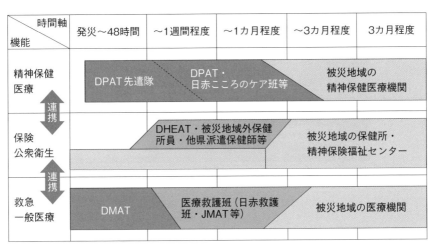

DPAT（disaster psychiatric assistance team）：自然災害や航空機・列車事故，犯罪事件などの集団災害の後，被災地域に入り，精神科医療および精神保健活動の支援を行う専門的なチーム[3]。DPATは発災後1カ月以内程度の急性期を担当し，地域の精神保健体制に徐々に移行するというモデルが提唱されている。
DHEAT（disaster health emergency assistance team）：災害時健康危機管理支援チーム
DMAT（disaster medical assistance team）：災害派遣医療チーム
JMAT（Japan medical association team）：日本医師会災害医療チーム

図1 被災地における精神医療保険福祉体制と災害関連支援組織との提携例
〔高橋　晶：精神神経学雑誌，124：176-183，2022より〕

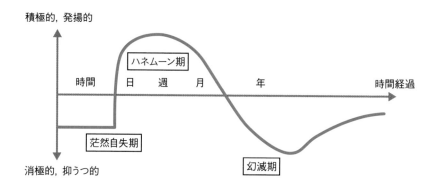

図2 被害者の心理状態：3相性の変化

〔金 吉晴・編：心的トラウマの理解とケア 第2版. じほう，2006より〕

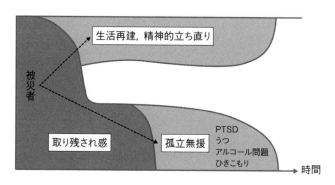

図3 被災者の回復の2極分化

〔金 吉晴・編：心的トラウマの理解とケア 第2版. じほう，2006より〕

被害者の心理状態の変化

　被害者の心理状態を集団全体でとらえた際には，時系列に沿って，① 被災直後の「茫然自失期」，② 皆でまとまって乗り切ろうと協力し，周囲もそれを支援する「ハネムーン期」（協調的な雰囲気を新婚に例えています），③ 徐々に現実が厳しいことを実感し，周囲からの注目や支援も得られなくなってくる「幻滅期」

という3相性の変化をたどるとされています 図2 。多くは幻滅期の後，ゆるやかに回復に向かっていきます。

　しかし，被災者の状況はまちまちです。ある地区の住民全体を襲った災害であっても，さまざまな事情により生活再建を早期に行うことができた場合と，そうでない場合では経過が大きく異なってきます。これを，回復の2極分化とよんでいます 図3 。

押さえておきたいエビデンス

エビデンス①

東日本大震災後，長期的に心的外傷後ストレス反応は減少，うつ病は減少せず

　2017年に発表されたシステマティック・レビューでは，2011年に起きた東日本大震災被災のメンタルヘルスへの影響として，心的外傷後ストレス反応は被災者の10%以上に認められていました。こうした反応を示す人の割合は長期的な調査で減っているとされた一方で，うつ病の減少を指摘している論文はありませんでした。メンタルヘルス問題のリスク因子として主要なものは，移住を余儀なくされたこと，災害以前の既往疾患があること，ソーシャルネットワークが乏しいことの3点でした[4]。

エビデンス②

対人交流が多いほどメンタルヘルスへのリスクが低下

　オーストラリアでの大規模な山火事後に，1つのコミュニティ内の住民558名を対象として，うつ病と対人交流ネットワークの調査が行われました。その結果，人とのつながりが少ない場合，うつ病の人と交流がある場合，つながりのある人がコミュニティを離れてしまった場合の3つの条件下でうつ病のリスクが高まることがわかりました。PTSDのリスクは，対象者の名前をあげる住民の数が少ない場合，身近な人が資産を失っていた場合，対人交流の少ない人とつながっている場合の3条件で高まっていました。一方で，お

互いが近い関係にあると思っている関係がある場合には，PTSDのリスクが下がっていました。この論文は，自然災害後のコミュニティのメンタルヘルスに対人交流のあり方が重要であることを示す直接的なエビデンスとして重要です[5]。

文　献

1) 千葉太郎，他：高田診療所受診者の概要．日本心療内科学会誌，17：232-235，2013
2) 山田忠雄，他・編：新明解国語辞典 第7版，三省堂，2011
3) 厚生労働省委託事業 DPAT 事務局：DPAT とは（https://www.dpat.jp/about.php）
4) Ando S, et al：Mental Health Problems in a Community After the Great East Japan Earthquake in 2011：A Systematic Review. Harv Rev Psychiatry, 25：15-28, 2017［PMID：28059933］
5) Bryant RA, et al：Mental Health and Social Networks After Disaster. Am J Psychiatry, 174：277-285, 2017［PMID：27838935］

2

犯罪被害

ポイント！

- 犯罪被害者の場合，「自分で被害を防ぐことができたのでは」と自責感が強まることが症状としてよくみられます →エビデンス①。
- 弁護士をはじめとする司法の専門家，犯罪被害者支援センターなどの支援者との連携が本人の回復の助けになります。

事例イメージ

　30代男性Aさんは，夜10時ごろ最寄駅から住宅街に向かって歩いていたところ，ふいに現れた男性（以下，犯人）に刃物を突きつけられて脅されました。動転したAさんはカバンを置き，後方へ逃げ出そうとしましたが，犯人に腕をつかまれそうになりました。振り払う際に前腕を切りつけられましたが，何とか逃げ出すことができました。犯人は黒いフルフェイスマスクをしていたように見えたそうです。その場に居合わせた住民が110番通報しており，Aさんが警察に電話をしたときには犯人は逮捕されていました。

　周囲はAさんが軽いけがで済んでよかったと喜びましたが，Aさん自身は事件後，夜がくるのが怖くなり，「黒い人物がナイフを突きつける」夢を毎日のように見るようになりました。現場の道路を避けるようになったのはもちろん，電車に乗ることもできず，近所の買い物も妻同伴でないとできなくなりました。残業を持ち帰らずに夜10時の帰宅になったことや，人通りの少ない暗い道を選択したのは自分だといって自らを責める様子が認められ，事件後2カ月経っても一人で外出できなかったため，妻の勧めで精神科を受診し，PTSDおよびう

つ病と診断されました。主治医はAさんの職場と話し合い，業務の一部はリモートで行えるように配慮をしてもらえることになりました。通勤経路を見直し，電車も空いている普通電車に乗ることにするなど工夫した結果，事件の半年後に復職しました。

　その後1年近くの間に，警察が事件聴取でAさんに協力を求めたり，刑事裁判の出頭などの必要があり，事件のことを思い出す機会が多い状況でした。職場の理解があったこと，犯罪被害者支援センター職員の付き添いがあったことなどで病状の著しい悪化を認めずに裁判を終えました。しかし，犯人の出所や民事裁判のことなど，今後も考えていくことが多いといいます。

事例解説

　ここでは見知らぬ他者による傷害事件でしたが，犯人が知人や親戚，家族である事例もあり，特に性暴力の場合には加害者の多くは被害者が知っている人です →エビデンス❷ 。医療だけでは被害者支援は成立しないことは明らかで，病状の改善・安定のためには周囲のさまざまな支援が重要になります 図1 。そのためには，各都道府県や政令指定都市の犯罪被害者支援センターや性犯罪・性暴力被害者のためのワンストップ支援センターの利用などを検討するとよいでしょう。

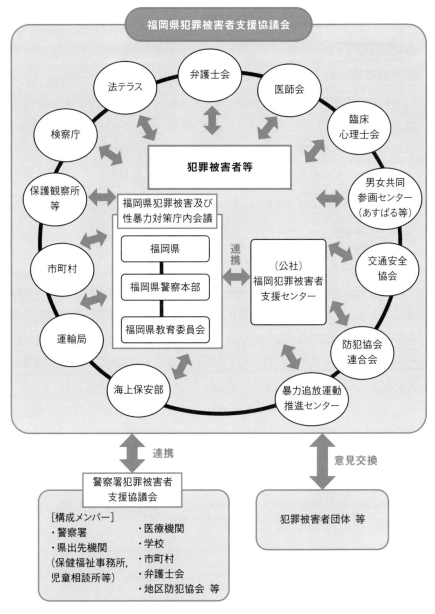

図1 犯罪被害者等支援施策の推進体制

〔福岡県：第2次福岡県犯罪被害者等支援計画 2022（令和4）年度→2026（令和8）年度，2022（https://
www.pref.fukuoka.lg.jp/uploaded/attachment/163704.pdf）（アクセス日：2023年4月）より〕

押さえておきたいエビデンス

エビデンス ①

犯罪被害者によくみられる4つの症状

9名の犯罪被害者（性被害とDVは除外）を対象として，救命部門退院後12週以内にインタビューした質的研究では，「恐怖，ショックと不信」，「罪悪感/自責」，「身体的・心理的な傷跡」，「ライフスタイルの変化」の4つがテーマとして抽出されました。著者は，目に見えない傷に注意を払うことが重要であると述べています[1]。

エビデンス ②

性暴力の加害者の多くは被害者の知っている人

2020年度の内閣府調査では，無理やりに性交などをされた被害経験の加害者は，まったく知らない人は1割程度で，交際相手，配偶者，職場の関係者など，大多数は被害者が知っている人となっています。また，性暴力被害について，女性の6割程度，男性の7割程度が誰にも相談していないと回答しています[2]。

文　献

1) McBrearty P : The lived experience of victims of crime. Int Emerg Nurs, 19 : 20-26, 2011［PMID : 21193164］
2) 内閣府 男女共同参画局：女性に対する暴力の根絶；男女共同参画白書 令和4年版（https://www.gender.go.jp/about_danjo/whitepaper/r04/zentai/pdfban.html）（アクセス日：2023年4月）

学校でのトラウマ体験

- 学校では突発的な出来事（侵入者による犯罪や爆発など）や，日常生活のなかで認められる学校ならではの問題（いじめなど）があります。
- 学校の教職員に語られることで，家庭での問題が明らかとなる事例もあります。
- 学校内でのキーパーソンが誰であるか，事例ごとに考えていく必要があります。

事例イメージ

　18歳の女性Aさんは大学1年生です。中学生のときに家族の都合で転入しましたが，「話し方が変だ」と言われ，同級生から無視されるようになりました。靴を隠されたりすることはたびたびあり，裸足で帰宅したこともあったそうです。不登校となり，高校は通信制に進みました。自分のペースでコツコツと勉強することに問題がなかったAさんでしたが，大学では対面授業となりました。教室に入ると中学校時代に無視された記憶が急に蘇り，とても驚きました。母親に相談し，入学のしおりに案内があった大学の学生支援室に連絡を取りました。カウンセラーにいままでの経緯を説明したところ，記憶が蘇ったことは，過去の体験の影響が考えられること，受診して診断を受けることで授業を受けやすくするための配慮文書を作成できると説明してくれました。そこでAさんは精神科クリニックを受診し，適応反応症の診断を受けました。その結果，授業では1番後ろの席に座ること，授業中であっても不調になった際には短時間

教室を退席し，呼吸を整えることができるという配慮文書を作成してもらいました。学科の先生の十分な理解も得て，毎日学校に通えています。

事例解説

　学校でのいじめは，かなりの割合で存在していることが調査で明らかになっています →エビデンス❶ 。厳密な意味でのトラウマ体験とならない場合も含め，うつ病をはじめとして精神的に大きな影響を与えることが知られています →エビデンス❷ 。学校独自の支援体制〔例えばスクールカウンセラー，スクールソーシャルワーカー 図1 ，養護教諭，適応指導教室など〕を知ることは大切です。ただし，実際の支援にあたっては，特定の役割の人というよりも本人との相性を重視するほうがうまくいく場合もありますので，まずは本人にとって誰が頼りになる支援者かを尋ねてみることをお勧めします。

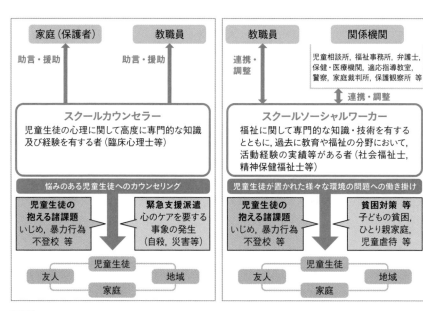

図1　スクールカウンセラー・スクールソーシャルワーカーの活動概要

〔警察庁：平成30年版　犯罪被害者白書（概要）（https://www.npa.go.jp/hanzaihigai/whitepaper/w-2018/html/gaiyou/part2/s2_1.html）〕（アクセス日：2023年4月）より〕

押さえておきたいエビデンス

エビデンス 1

小中学生の35.8%が何らかのいじめを体験

　日本の小学校 4 年生から中学校 3 年生の2,334名を対象とし，国際的ないじめの基準を用いた調査では，35.8%が 2 〜 3 カ月以内に何らかのいじめの体験をしているという結果が出ています[1]。

エビデンス 2

いじめ被害の15%でうつ病の診断

　英国の大規模コホート研究をもとにした論文によると，13歳のときにいじめ被害を受けていた子どもの15%で18歳時にうつ病の診断がつくとされました。また，いじめ被害尺度の点数が高くなるほど23歳時のwell-beingの点数が低下しており，いじめ被害後にうつ病にならなかった人たちでも，well-beingの点数は低いという結果となりました[2]。

文　献

1）Osuka Y, et al : Reliability and validity of the Japan Ijime Scale and estimated prevalence of bullying among fourth through ninth graders: A large-scale school-based survey. Psychiatry Clin Neurosci, 73 : 551-559, 2019［PMID : 31102302］
2）Armitage JM, et al : Peer victimisation during adolescence and its impact on wellbeing in adulthood: a prospective cohort study. BMC Public Health, 21 : 148, 2021［PMID : 33451312］

職場でのトラウマ体験
（交通事故事例）

ポイント！

- 業種により職場のトラウマ体験のあり方はさまざまです。
- 精神的な影響が労働災害に認定されるのかどうかといった，普段の診療とは異なる側面での検討課題もあります。
- 会社の産業医との連携を取ることができれば円滑な支援につながります。

事例イメージ

　40歳の女性従業員Aさんは，通勤途中に広い国道の横断歩道上を渡っていたところ，右折してきたトラックの荷台にあった鉄骨と接触して頭部を打ち，転倒しました。ぶつかるときに死の恐怖を感じたといいます。救急車で搬送され，病院で頭部CT検査を受けましたが異常はなく，頭部打撲と診断されました。

　「事故のことを思い出すと恐怖感にかられて情緒不安定になり，復職できない」との訴えから，事故より6カ月後にかかりつけ医より精神科を紹介され受診しました。Aさんは「初診時，交通事故に遭い，その数日後より，些細な物音で目が覚め眠れなくなる。事故相手の車が出てくる悪夢を見ています。事故の恐怖で通勤できません」と訴えました。担当した精神科医は診断基準を参照したうえで，PTSDと診断しました。そこでAさんはPTSDとして労働災害（労災）を申請しましたが，非該当となりました。心的外傷的出来事の基準を満たさないと労働基準監督署が判断したと予測されましたが，保険診療上はPTSD

の診断を変更せず，SSRIの投与を行いながら支持的精神療法を行いました。

　Aさんは事故の影響について担当医が共感してくれたことに感謝しました。通勤経路についてどうすれば安全が確保されるかを話し合ったことで，復職への意欲がみられるようになりました。担当医は会社の産業医に連絡を取り，事情を説明しました。会社では産業医がAさんと面談し，お試し出勤として1週間新しい通勤経路を使い会社に行ってみることになりました。新しい通勤経路では恐怖を感じる場面がほとんどなく，安心したAさんは会社規定の手続きを取り無事復職しました。

事例解説

　近年，精神障害などによる労災請求件数は毎年増加しています →エビデンス❶ 。診療での心的外傷的出来事の判断は，最終的には診察医が決めることになりますが，医師は警察官のように現地に行ったり，証拠を確認するという作業は行いませんので，医師の診断と労働基準監督署との見解の相違が生じることは当然起こります。PTSDに限らず精神障害の労災認定については，2011年12月に「心理的負荷による精神障害の認定基準」が新たに定められ，これに基づいて行われています[1]。労災認定の心理的負荷の評価は，心的外傷的出来事の基準とは別のものですので，この点に留意が必要です。労働基準監督署の判定基準は，成書をご参照ください。交通事故の場合には労災以外にも損害保険会社の診断書対応など，外部との対応が多くなりがちです。

　労災の申請が検討される場合，労災指定の医療機関以外ではいったん治療費を患者が負担する必要がありますが，患者は医療を受けることが可能です。

　今回提示したような勤務場所以外の事故のほかに，職務上の事故や事件など，職場でのトラウマ体験は業種により幅広いのが特徴です。対人暴力も大きな問題であり 表1 ，例えば看護職では患者（クライアント）からの身体的，心理的，性的暴力が問題となります →エビデンス❷ 。

表1 職場での暴力行為：タイプ別分類

タイプ	説明	例
1	加害者は職場や従業員とまったく関係がない	犯罪者が強盗に入る
2	加害者は利用者，患者，顧客，または従業員	酔った患者が看護助手を殴る
3	加害者は現在・または過去の従業員	最近解雇された従業員が上司に暴力をふるう
4	加害者は従業員と個人的な関係にあるが職場とは関係がない	元夫が元妻に職場で暴力をふるう

〔Phillips JP：N Engl J Med, 374：1661-1669, 2016より〕

押さえておきたいエビデンス

エビデンス❶

精神障害による労災申請件数が増加

　「自殺ではない精神障害」の労災請求件数は，2017年度1,511件，2018年度1,620件となっています[2]。2014〜2017年度の労災疾病臨床研究事業のデータによると，療養者のなかで職場復帰をしていない事例は，療養期間が長期化するに従い，その割合が増えていました[2]。

エビデンス❷

精神科勤務の看護師の44.7%が過去12カ月以内に職場でトラウマ体験

　精神科に勤務する看護師（准看護師含む）599名を対象にした調査では，44.7%が12カ月以内に職場でのトラウマ体験を受けていたと回答しました。そのうち84.2%は患者によるもので，複数回答で言葉による暴力は62.3%，身体的暴力は60.4%，性的暴力は2.6%でした[3]。

文　献

1）厚生労働省：精神障害の労災認定（2020年9月改訂）（https://www.mhlw.go.jp/bunya/roudoukijun/rousaihoken04/120427.html）
2）黒木宣夫：精神障害の労災認定後の長期療養の現状と課題．精神神経学雑誌，122：723–733，2020（https://journal.jspn.or.jp/jspn/openpdf/1220100723.pdf）（アクセス日：2023年4月）
3）Kobayashi Y, et al : Workplace Violence and Its Effects on Burnout and Secondary Traumatic Stress among Mental Healthcare Nurses in Japan. Int J Environ Res Public Health, 17 : 2747, 2020［PMID : 32316142］

児童期の
複数回・長期のトラウマ体験

ポイント！

● 児童期の虐待やネグレクトのような通常複数回で長期にわたるトラウマを体験した場合，成人期になって症状が複雑化し，感覚の麻痺または過剰な反応，ネガティブな自己概念の持続，対人関係困難などの症状が認められる頻度が高くなります →エビデンス❶ 。

● 児童期の逆境体験は生涯にわたる影響があり，寿命が短くなるという結果が示されています →エビデンス❷ 。

事例イメージ

　14歳男性のAさんは，5歳時に両親が離婚しました。父親に親権があり，父の新しい配偶者（継母）と一緒に同居を始めました。しかし，継母がAさんを嫌い，自分の機嫌が悪いと十分な食事も与えず「家に帰ってくるな！」と叫ぶこともありました。お酒が入ると心理的な暴言だけでなく，暴力をふるったりすることも日常茶飯事でした。「お前などいらない存在だ」と言われ，女性が生んだ異母きょうだいの妹とは異なる扱いを受け続けました。Aさんは学校の先生に家庭のことを隠していましたが，本人がリストカットを打ち明けたのをきっかけに，保健室の先生やスクールソーシャルワーカーと話す機会を得ることができました。Aさんは話すときも自信なさげに目を合わせないことが多く，大きな声が聞こえるとびくっと首をすくめるしぐさをします。「自分はなぜ生きて

いるんだろう」と感じるなど，死にたい気持ちもあることがわかりました。現在，学校では受診先について父親を交えて検討しています。

事例解説

　主として継母によるネグレクト（適切な養育環境を与えないこと），虐待（身体的虐待，心理的虐待）を認めた事例です。首をすくめるしぐさをしたときは，継母からの虐待体験のフラッシュバック・侵入症状が起きている可能性もあります。希死念慮，自殺企図行動が認められる場合には，自殺予防に関する介入をトラウマ体験への対応に先駆けて行う必要があります。子どもが自分の被害体験を打ち明けたときに否定的な反応をしたり，被害を止めることができなかったときに，成人期で精神科疾患にかかりやすくなるというエビデンスがあります
→エビデンス③ 。

押さえておきたいエビデンス

エビデンス①
児童期のトラウマ体験の種類が増えるごとに症状が複雑化

　582名の成人外来患者，152名の小児科クリニック外来患者を対象とした調査では，児童期のトラウマ体験の種類が増えるごとに症状が複雑化するという結果となりました（複雑性はPTSD，感情調節，うつ，怒り，解離，対人関係のそれぞれの問題の数でみています）。児童期のトラウマ体験が成人期にも影響を与えることが示唆されました[1]。

エビデンス②
小児期の逆境体験の数が多いほど虚血性心疾患などのリスク増加

　児童期の逆境体験（adverse childhood experiences；ACEs）の研究で現在最も有名なのが，Felittiらによる1998年の論文です[2]。13,494名の成人を対象とした調査

で，虐待を受けた体験や家族の問題など，7つの逆境体験の有無とその後の状況の関連を調べました。その結果，逆境体験の数が多いほどアルコール問題やうつなどのメンタルヘルスの問題，運動不足や肥満といった行動の問題，虚血性心疾患などの疾病を生じるリスクが高いことが示されました。

　本研究ののち，この分野では多くの研究が報告され，児童期の体験が成人期にさまざまな影響を及ぼすことが明らかとなっています 図1 。

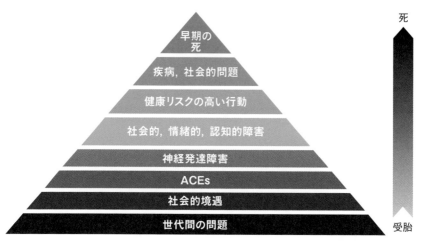

ACEは言葉，身体的または性的虐待のほか，家庭の投獄，精神疾患，薬物乱用，家庭内暴力，離婚や別居による親の不在など家族の機能不全を含む。ACEsを体験していると寿命が縮まる。

図1　ACEピラミッド
〔Centers for Disease Control and Prevention：About the CDC-Kaiser ACE Study（https://www.cdc.gov/violenceprevention/aces/about.html）より〕

エビデンス❸

子供の被害への否定的な反応で成人時の不安・パニック症状のリスクが増加

　大規模な双生児研究の一環として，広義の性被害を体験した女性412名を対象にした調査が行われました。その結果，被害を打ち明けた際に否定的な反応をしたり，被害を止めることができなかった場合，成人した際に不安・パニック症状や薬物問題を生じるリスクが高まることが多変量解析で示されました[3]。

文　献

1) Cloitre M, et al : A developmental approach to complex PTSD: childhood and adult cumulative trauma as predictors of symptom complexity. J Trauma Stress, 22 : 399-408, 2009 [PMID : 19795402]
2) Bulik CM, et al : Features of childhood sexual abuse and the development of psychiatric and substance use disorders. Br J Psychiatry, 179 : 444-449, 2001 [PMID : 11689403]
3) Felitti VJ, et al : Relationship of childhood abuse and household dysfunction to many of the leading causes of death in adults. The Adverse Childhood Experiences (ACE) Study. Am J Prev Med, 14 : 245-258, 1998 [PMID : 9635069]

第6章

紛争・戦災

ポイント！

- 紛争地域の事情に詳しい人が周囲にいない場合，被災者の方は孤立してしまう可能性があります。
- 日頃私たちが見聞きする世界とは異なる事情があることを前提にして，語りを聴くことが重要です。
- 報道に接するだけでもメンタルヘルス不調に陥る場合があり，情報との距離を取る意識が役立ちます。

事例イメージ

　社会学者のAさんは，調査のため海外のB国に赴きました。B国には紛争地域はあるものの，Aさんが滞在している地域には外務省から特に危険情報が出されていませんでした。そのため，安心して通訳のCさんとともに，現地在住者のインタビューを実施していました。AさんとCさんが食堂で昼食をとっていると，突然爆発音が鳴り響きました。振り返ると，300mほど先の曲がり角に煙が上がっているのが見えました。Aさんは通訳のCさんの誘導で，すぐに安全な場所に避難することができました。報道で爆発は自爆テロで，5人の方が亡くなったと知りました。Aさんは滞在予定を切り上げて帰国しましたが，恐怖とフラッシュバック・悪夢のため，夜は電気を付けたままでないと床に就くことができなくなりました。また，人が集まっているところも群衆地帯での爆発を思い出させると話し，外出することができなくなりました。家族や周囲の人はAさんについて，「無事に帰国できたのに，なぜずっと具合が悪いんだろ

うね」と話しているそうです。

事例解説

　Aさんは，海外での自爆テロに危うく巻き込まれるところでした。間近に突然起こった死の恐怖は，計り知れないものだったでしょう。文字どおり命からがら帰国し，安全な場所に戻ることができました。こうした紛争地域でのトラウマ体験 →エビデンス❶ は，たとえ報道がなされたとしても周囲に理解してもらうことが難しい場合があります。Aさんが訪問した地域は危険情報が出ていなかったとしても，テロが起きることを予想できたのではないかという後知恵バイアス（物事が起きてからそれが予測可能だったと考える心の動き）が働いて，Aさんの被害は自業自得ではないかとAさんを責める人が周囲に出現する可能性すらあります。

　心的外傷的出来事を体験した場合，現在安全な場所に居住していてもPTSD症状が出現することはごく普通に認められます。Aさんは，身近な周りの方の理解が得られないと孤立してしまい，PTSDだけでなく，うつ病，自殺企図，アルコール問題などのリスクが高くなると考えられます。本事例のように日常生活からかけ離れたトラウマ体験を聴く場合には，支援者側が早合点してしまうことなく，患者の置かれていた状況を丁寧に聴くことが求められます。

● 補 足

　報道で事件について知り恐怖を感じることは，トラウマ体験の定義には該当しませんが，メンタルヘルス不調のきっかけとなることがあります。その場合，情報との距離を取ることを意識することが役立ちます 表1 。

表1 惨事報道のメンタルヘルス上の留意点

対象者	留意点	備考
成人・子ども	惨事報道の刺激は必要最小限にしましょう	惨事報道に接した量と心理的反応が比例することが知られています
	同じ内容の惨事報道を繰り返し見ないようにしましょう	繰り返しの視聴は，ストレス反応を高めることが知られています
	衝撃的な映像の視聴を避けましょう	衝撃的な映像は，ストレス反応を高めることが知られています
	「ながら見」は控えましょう	「ながら見」で不用意に惨事報道に曝されて，過剰な刺激となるリスクがあります
子ども	子どもの年齢と発達を考えて，惨事報道との距離の取り方を決めましょう	子どもは，成人と比べて，安全・安心への不安がより高くなります
	子どもの惨事報道の視聴時間を親が制限しましょう	頻回の視聴は，ストレス反応を高めることが知られています
	子どもが，トラウマティックな内容に不用意に晒されないようにしましょう	子どもの年齢と発達に応じて，大人が管理し，衝撃的な内容が子どもの目に触れないようにしましょう

〔重村　淳，他：惨事報道の視聴とメンタルヘルス．日本トラウマティック・ストレス学会ホームページ（https://www.jstss.org/docs/2022030300033/file_contents/sanjihoudou.pdf）（アクセス日：2023年4月）より〕

押さえておきたいエビデンス

エビデンス**1**

紛争地域でのPTSD有病率は12.9%，うつ病の有病率は7.6%

2016年のシステマティックレビューでは，紛争地域でのPTSD有病率は12.9%，うつ病の有病率は7.6%でした[1]。

文　献

1) Charlson FJ, et al : Post-traumatic stress disorder and major depression in conflict-affected populations: an epidemiological model and predictor analysis. Glob Ment Health (Camb), 3 : e4, 2016 [PMID : 28596873]

支援者の
セルフケアについて

支援者に生じる心身の負担

- トラウマ体験やそれに近い体験を見聞きすることは，支援者にとって心身の負担となりえます。
- 自分自身や活動しているチームにかかっているストレスと背景因子を自覚することが大切です。

基礎知識

1. 支援者のメンタルヘルス不調

　本書で示しているような事例の診療では，トラウマ体験やそれに近い体験を繰り返し見聞きします。ご自分の家庭環境に近い場合などでは，特に感情移入してしまうこともあります（例：5歳の子の被害体験について話を聞くと「自分の子と同じ年齢だ」と考えてしまい不安が増すなど）。そのため，支援者に強いストレスがかかり，うつ状態をはじめとするメンタルヘルス不調が生じることが少なくありません →エビデンス❶ 。

　メンタルヘルス不調が生じるリスク因子は業務内容によっても異なりますが，支援対象者から批判を受けることや職場のコミュニケーション不足などがあげられた研究 →エビデンス❷ ，経験が浅いことや勤務満足度が低いことなどが関連しているとした研究 →エビデンス❸ があります。

②。支援者特有の心的外傷的出来事

DSM-5の心的外傷後ストレス症（PTSD）診断基準のなかで，支援者の場合は基準のA4に「心的外傷的出来事の強い不快感をいだく細部に，繰り返しまたは極端に曝露される体験をする」という項目があります[1]。業務で受けるストレスのなかに，トラウマ体験に該当するものがある場合には特に気をつける必要があります（対応については「第7章② 支援者のセルフケア」を参照）。

 ## 押さえておきたいエビデンス

エビデンス❶

福島原発事故に対応の自治体職員の17.9％でうつ病疑い

福島第一原子力発電所事故後24〜30カ月の時点で，地方自治体の職員（2カ所）として勤務していた168名を対象として，支援者のうつ病とPTSDに関する面接調査が行われました[2]。精神疾患簡易構造化面接法とよばれる構造化面接の結果，17.9％がうつ病を疑われる状態でした。自殺のリスクを認めたのは8.9％，PTSDが疑われたのは4.8％でした。

エビデンス❷

**東日本大震災後の社会福祉協議会職員で住民からの批判などが
心身の苦痛と関連**

東日本大震災後20〜22カ月の時点に，被害地域の社会福祉協議会で勤務している819名を対象として質問紙調査が行われました[3]。その結果，地域住民からの批判（調整オッズ比2.55）やコミュニケーションの欠如（調整オッズ比4.65）が職場要因として心身の苦痛と関連していました。

パンデミックで医療従事者に高いPTSD有病率

　　COVID-19を含むパンデミック（感染症の世界的流行）でPTSD症状を呈する有病率とリスク因子を検討したメタ解析[4]では，医療従事者は感染者や一般住民に比べて高いPTSD有病率を示しました。医療従事者では，自身の経験〔感染しそうになった体験など（例えば，患者との濃厚接触）〕や安全だと感じられないこと，勤務の満足度が低いことなどがリスク因子となっていました 表1 。

表1　パンデミック下でPTSD症状を示すリスク因子（医療従事者）

■ ハイリスク集団と接している	■ 安全だと感じられない
■ 経験が浅い	■ 同僚の感染
■ 勤務満足度が低い	■ 自身が感染したと疑っていること
■ 勤務時間が長い	

〔Yuan K, et al : Mol Psychiatry, 26 : 4982-4998, 2021より改変〕

文　献

1) American Psychiatric Association，日本精神神経学会・日本語版用語監修：DSM-5-TR 精神疾患の診断・統計マニュアル．医学書院，2023
2) Maeda M, et al : Diagnostic interview study of the prevalence of depression among public employees engaged in long-term relief work in Fukushima. Psychiatry Clin Neurosci, 70 : 413-420, 2016〔PMID : 27278784〕
3) Ueda I, et al : Criticism by community people and poor workplace communication as risk factors for the mental health of local welfare workers after the Great East Japan Earthquake: A cross-sectional study. PLoS One, 12 : e0185930, 2017〔PMID : 29166390〕
4) Yuan K, et al : Prevalence of posttraumatic stress disorder after infectious disease pandemics in the twenty-first century, including COVID-19: a meta-analysis and systematic review. Mol Psychiatry, 26 : 4982-4998, 2021〔PMID : 33542468〕

支援者のセルフケア

- 自身のストレス状況に気づき，ケアを行うことはトラウマ体験に関連する分野で長く働くためには必要なスキルです。
- 自分一人で抱え込まず，周囲に相談することが重要です。

基礎知識

1. セルフケアとは

セルフケアとは，自分で自分のケアを行うという意味で，産業保健分野ではよく使われている用語です。セルフケアに興味がある方は，厚生労働省が運営する「働くひとのメンタルヘルス・ポータルサイトこころの耳」[1] をご参照ください。e-ラーニングプログラムがあります。また，日本精神神経学会では災害救援者・支援者メンタルヘルス・マニュアルを作成しており，このなかでセルフケアがあげられています 表1 。

2. 支援業務によるメンタルヘルス不調のケア

支援者業務では守秘義務があることが常ですが，だからといって業務の負荷（例えば「今日は仕事が多くて心理的につらかった」こと）や自分が抱えている感情まで秘密にしておく必要はありません。ご自分の信頼できる方に相談し，つながりを保つことが大切です 表2 。支援業務によりメンタルヘルス不調が生じた場合，トラウマ体験被害者と同様のケアを受けることも効果があります →エビデンス❶ 。

支援者業務に配置される前にトラウマ体験による影響（うつやPTSD）を和らげ，

レジリエンス（回復力）を養うようなプログラムが求められていますが，2021年現在，まだランダム化比較試験が行われる段階にはありません **→エビデンス❷**。

表1 支援者のストレス対策（セルフケア）

1. 職務の目標設定
- 支援業務への専念
- 業務の重要性，誇りを忘れない
- 業務を見失わない
- 日報・日記・手帳などで記録をつけて頭の中を整理

2. 生活ペースの維持
- 十分な睡眠をとる
- 十分な食事・水分をとる
- カフェイン（コーヒーなど）のとり過ぎは気分に悪影響を与えうる
- 酒・タバコのとり過ぎに注意

3. 自分の心身の反応に気づくこと
- 心身の反応が出ている場合は，休憩・気分転換を心がける
- 休憩にあたっての注意
  - 「自分だけ休んでいられない」と罪悪感が生じることは自然なこと
  - しかし，支援者自身が調子を崩すと，その影響がかえって周囲に及びうる
  - 同僚とともに休憩を取るのも一法

4. 気分転換の工夫
- 深呼吸　目を閉じる　瞑想　ストレッチ
- 散歩　体操　運動　音楽を聴く
- 食事　入浴など

5. 一人でためこまないこと
- 家族・友人などに積極的に連絡する
  - 支援活動に没頭せず，生活感・現実感を取り戻すことも必要
  - 自分の体験，気持ちを話したい場合，我慢する必要はない
  - でも，話したくない場合は，無理して話す必要はない
- 職員同士でお互いのことを気遣うこと
  - なるべくこまめに声を掛け合うこと
  - お互いの頑張りをねぎらうことは重要
  - 自分自身で心身の変化に気づかない場合は，お互いの気づき合いが大切
  - 他職員の負担が強くなっている場合には，本人・指揮担当者に伝える必要性
  - 自分の体験，気持ちを話したい場合，我慢する必要はない
  - でも話したくない場合は，無理して話す必要はない

〔重村　淳，他・監：災害救援者・支援者メンタルヘルス・マニュアル．日本精神神経学会（https://www.jspn.or.jp/uploads/uploads/files/activity/mental_info_saigai_manual.pdf）〕（アクセス日：2023年4月）より）〕

表2 自分を守る4つの基本（筆者作成）

1. **気合を入れるときと, 緩めるときのメリハリを**
   ずっと緊張し続けると気持ちが張り詰めて壊れてしまいます。頑張る時間とリラックスする時間を分けて, リラックスするときはのんびりと。

2. **睡眠と食事をしっかりとって生活リズムを維持**
   眠ること, 食べることは人間の基本です。ぐっすり眠ること, 栄養バランスに気を配ってゆっくり食事をとることが, 気持ちの安定につながります。

3. **ニュースチェックは時間を決めて**
   報道は大事です。ただし「報道を利用し, 報道に惑わされないこと」が大切です。1日2回など, 時刻を決めて接するのがお勧めです。

4. **親しい人(ペット・物)との交流・つながりを**
   物理的には離れていても, 気持ちをつなげる手段は色々あります。インターネットを使うのも良いですね。みんな, ひとりではありません。

押さえておきたいエビデンス

エビデンス①

PFAがフロントライン業務従事者への介入で効果

　フロントライン業務従事者（医療従事者, 消防, 軍隊, 警察など）への早期の心理的介入に関する過去15年間の研究のレビューが行われました[2]。その結果, サイコロジカル・ファーストエイド（psychological first aid；PFA）, 眼球運動による脱感作と再処理法（EMDR）, 予測・計画・抑止プログラム, 業務でのレジリエンスプログラム, 医療コミュニティのための回復力と対処プログラム, トラウマリスクマネジメント（trauma risk management；TRiM）の6つのプログラムによる12の論文が抽出され, PFA, EMDR, TRiMでは2つ以上の研究で効果が示されていました。

エビデンス②

任務配置前の介入でレジリエンスの向上やPTSD症状が改善

　軍隊や救援のフロントラインで働く職員を対象として, 任務に配置する前にトラウマ体験による影響（うつやPTSD）を和らげ, レジリエンスを養うこと

を目的としたプログラムの効果に関するレビューが行われました[3]。28の研究が抽出され，それぞれのプログラムは認知行動療法，バイオフィードバック，ストレスマネジメント，マインドフルネスとリラクセーション，神経心理，心理教育などさまざまな方法で実施されていました。効果の指標はプログラムごとに異なっており，レジリエンスの向上，PTSD症状の改善などを認めるものもありましたが，ランダム化比較試験の報告はありませんでした。

文　献

1) 厚生労働省：働くひとのメンタルヘルス・ポータルサイトこころの耳（https://kokoro.mhlw.go.jp/）
2) Hooper JJ, et al : Addressing the psychological impact of COVID-19 on healthcare workers: learning from a systematic review of early interventions for frontline responders. BMJ Open, 11 : e044134, 2021［PMID : 34020974］
3) Doody CB, et al : Pre-deployment programmes for building resilience in military and frontline emergency service personnel. Cochrane Database Syst Rev, 12 : CD013242, 2021［PMID : 34870330］

付　録

心的外傷後ストレス症(PTSD)の
診断基準(DSM-5-TR)

注：以下の基準は成人，青年，6歳を超える児童について適用する。6歳かそれ以下の児童については後述の基準を参照すること。

A	実際にまたは危うく死ぬ，重症を負う，性的暴力を受ける出来事への，以下のいずれか1つ（またはそれ以上）の形による曝露： (1) 心的外傷的出来事を直接体験する。 (2) 他人に起こった出来事を直に目撃する。 (3) 近親者または親しい友人に起こった心的外傷的出来事を耳にする。家族または友人が実際に死んだ出来事または危うく死にそうになった出来事の場合，それは暴力的なものまたは偶発的なものでなくてはならない。 (4) 心的外傷的出来事の強い不快感をいだく細部に，繰り返しまたは極端に曝露される体験をする（例：遺体を収集する緊急対応要員，児童虐待の詳細に繰り返し曝露される警官）。 　注：基準A4は，仕事に関連するものでない限り，電子媒体，テレビ，映像，または写真による曝露には適用されない。
B	心的外傷的出来事の後に始まる，その心的外傷的出来事に関連した，以下のいずれかの1つ（またはそれ以上）の侵入症状の存在： (1) 心的外傷的出来事の反復的，不随意的，および侵入的で苦痛な記憶 　注：6歳を超える児童の場合，心的外傷的出来事の主題または側面が表現された遊びを繰り返すことがある。 (2) 夢の内容と感情またはそのいずれかが心的外傷的出来事に関連している，反復的で苦痛な夢 　注：児童の場合，内容のはっきりしない恐ろしい夢のことがある。 (3) 心的外傷的出来事が再び起こっているように感じる，またはそのように行動する解離反応（例：フラッシュバック）（このような反応は1つの連続体として生じ，非常に極端な場合は現実の状況への認識を完全に喪失するという形で現れる）。 　注：児童の場合，心的外傷に特異的な再演が遊びの中で起こることがある。 (4) 心的外傷的出来事の側面を象徴するまたはそれに類似する，内的または外的なきっかけに曝露された際の強烈なまたは遷延する心理的苦痛 (5) 心的外傷的出来事の側面を象徴するまたはそれに類似する，内的または外的なきっかけに対する顕著な生理学的反応

C	心的外傷的出来事に関連する刺激の持続的回避。心的外傷的出来事の後に始まり，以下のいずれか 1 つまたは両方で示される。 （1）心的外傷的出来事についての，または密接に関連する苦痛な記憶，思考，または感情の回避，または回避しようとする努力 （2）心的外傷的出来事についての，または密接に関連する苦痛な記憶，思考，または感情を呼び起こすことに結びつくもの（人，場所，会話，行動，物，状況）の回避，または回避しようとする努力
D	心的外傷的出来事に関連した認知と気分の陰性の変化。心的外傷的出来事の後に発現または悪化し，以下のいずれか 2 つ（またはそれ以上）で示される。 （1）心的外傷的出来事の重要な側面の想起不能（通常は解離性健忘によるものであり，頭部外傷やアルコール，または薬物など他の要因によるものではない） （2）自分自身や他者，世界に対する持続的で過剰に否定的な信念や予想（例：「私が悪い」，「誰も信用できない」，「世界は徹底的に危険だ」，「私の全神経系は永久に破壊された」） （3）自分自身や他者への非難につながる，心的外傷的出来事の原因や結果についての持続的でゆがんだ認識 （4）持続的な陰性の感情状態（例：恐怖，戦慄，怒り，罪悪感，または恥） （5）重要な活動への関心または参加の著しい減退 （6）他者から離隔している，または疎遠になっている感覚 （7）陽性の情動を体験することが持続的にできないこと（例：幸福や満足，愛情を感じることができないこと）
E	心的外傷的出来事と関連した，覚醒度と反応性の著しい変化。心的外傷的出来事の後に発現または悪化し，以下のいずれか 2 つ（またはそれ以上）で示される。 （1）人や物に対する言語的または身体的な攻撃性で通常示される，（ほとんど挑発なしでの）易刺激性と激しい怒り （2）無謀なまたは自己破壊的な行動 （3）過度の警戒心 （4）過剰な驚愕反応 （5）集中困難 （6）睡眠障害（例：入眠や睡眠維持の困難，または浅い眠り）
F	障害（基準B，C，DおよびE）の持続が 1 カ月以上
G	その障害は，臨床的に意味のある苦痛，または社会的，職業的，または他の重要な領域における機能の障害を引き起こしている。

H	その障害は，物質（例：医薬品またはアルコール）または他の医学的状態の生理学的作用によるものではない。

▶いずれかを特定せよ

解離症状を伴う：症状が心的外傷後ストレス症の基準を満たし，加えてストレス因への反応として，次のいずれかの症状を持続的または反復的に体験する。

1. **離人感**：自分の精神機能や身体から遊離し，あたかも外部の傍観者であるかのように感じる持続的または反復的な体験（例：夢の中にいるような感じ，自己または身体の非現実感や，時間が進むのが遅い感覚）

2. **現実感消失**：周囲の非現実感の持続的または反復的な体験（例：まわりの世界が非現実的で，夢のようで，離れている，またはゆがんでいるように体験される）

   注：この下位分類を用いるには，解離症状が物質（例：アルコール中毒中の意識喪失，行動）または他の医学的状態（例：焦点意識減損発作）の生理学的作用によるものであってはならない。

▶該当すれば特定せよ

遅延顕症型：その出来事から少なくとも6カ月間（いくつかの症状の発症や発現が即時であったとしても）診断基準を完全には満たしていない場合

6歳かそれ以下の児童の心的外傷後ストレス症

A	6歳以下の児童における，実際にまたは危うく死ぬ，重症を負う，性的暴力を受ける出来事への，以下のいずれか1つ（またはそれ以上）の形による曝露： (1) 心的外傷的出来事を直接体験する。 (2) 他人，特に主な養育者に起こった出来事を直に目撃する。 (3) 親または養育者に起こった心的外傷的出来事を耳にする。
B	心的外傷的出来事の後に始まる，その心的外傷的出来事に関連した，以下のいずれか1つ（またはそれ以上）の侵入症状の存在： (1) 心的外傷的出来事の反復的，不随意的，および侵入的で苦痛な記憶 注：自動的で侵入的な記憶は必ずしも苦痛として現れるわけではなく，再演する遊びとして表現されることがある。 (2) 夢の内容と感情またはそのいずれかが心的外傷的出来事に関連している，反復的で苦痛な夢 注：恐ろしい内容が心的外傷的出来事に関連していることを確認できないことがある。 (3) 心的外傷的出来事が再び起こっているように感じる，またはそのように行動する解離反応（例：フラッシュバック）（このような反応は1つの連続体として生じ，非常に極端な場合は現実の状況への認識を完全に喪失するという形で現れる）。このような心的外傷に特異的な再演が遊びの中で起こることがある。 (4) 心的外傷的出来事の側面を象徴するまたはそれに類似する，内的または外的なきっかけに曝露された際の強烈なまたは遷延する心理的苦痛 (5) 心的外傷的出来事を想起させるものへの顕著な生理学的反応
C	心的外傷的出来事に関連する刺激の持続的回避，または心的外傷的出来事に関連した認知と気分の陰性の変化で示される，以下の症状のいずれか1つ（またはそれ以上）が存在する必要があり，それは心的外傷的出来事の後に発現または悪化している。 **刺激の持続的回避** (1) 心的外傷的出来事の記憶を喚起する行為，場所，身体的に思い出させるものの回避，または回避しようとする努力 (2) 心的外傷的出来事の記憶を喚起する人や会話，対人関係の回避，または回避しようとする努力 **認知の陰性変化** (3) 陰性の情動状態（例：恐怖，罪悪感，悲しみ，恥，混乱）の大幅な増加 (4) 遊びの抑制を含め，重要な活動への関心または参加の著しい減退 (5) 社会的な閉じこもり行動 (6) 陽性の情動を表出することの持続的減少

D	心的外傷的出来事と関連した覚醒度と反応性の著しい変化。心的外傷的出来事の後に発現または悪化しており，以下のうち2つ（またはそれ以上）によって示される。 （1）人や物に対する（極端なかんしゃくを含む）言語的または身体的な攻撃性で通常示される，（ほとんど挑発なしでの）易刺激性と激しい怒り （2）過度の警戒心 （3）過剰な驚愕反応 （4）集中困難 （5）睡眠障害（例：入眠や睡眠維持の困難，または浅い眠り）
E	障害の持続が1カ月以上
F	その障害は，臨床的に意味のある苦痛，または両親や同胞，仲間，他の養育者との関係や学校活動における機能の障害を引き起こしている。
G	その障害は，物質（例：医薬品またはアルコール）または他の医学的状態の生理学的作用によるものではない。

▶いずれかを特定せよ

解離症状を伴う：症状が心的外傷後ストレス症の基準を満たし，次のいずれかの症状を持続的または反復的に体験する。

1. **離人感**：自分の精神機能や身体から遊離し，あたかも外部の傍観者であるかのように感じる持続的または反復的な体験（例：夢の中にいるような感じ，自己または身体の非現実感や，時間が進むのが遅い感覚）

2. **現実感消失**：周囲の非現実感の持続的または反復的な体験（例：まわりの世界が非現実的で，夢のようで，離れている，またはゆがんでいるように体験される）

　注：この下位分類を用いるには，解離症状が物質（例：意識喪失）または他の医学的状態（例：焦点意識減損発作）の生理学的作用によるものであってはならない。

▶該当すれば特定せよ

遅延顕症型：その出来事から少なくとも6カ月間（いくつかの症状の発症や発現が即時であったとしても）診断基準を完全には満たしていない場合

〔American Psychiatric Association，日本精神神経学会・日本語版用語監修：DSM-5-TR 精神疾患の診断・統計マニュアル．医学書院，2023より〕

遷延性悲嘆症（PGD）の診断基準（DSM-5-TR）

A	少なくとも12カ月前（児童や青少年の場合は，少なくとも 6 カ月前）の，悲嘆する者に親しかった人の死。
B	その死以来，以下の症状の 1 つまたは両方が臨床的に意味のある程度にほとんど毎日みられることを特徴とする，持続的悲嘆反応の出現。さらに，その症状は少なくとも過去 1 カ月間，ほぼ毎日起きている。 (1) 故人への強い思慕・あこがれ。 (2) 故人についての思考，記憶にとらわれている（児童および青年では，そのとらわれは死の状況に集中しているかもしれない）。
C	その死以来，次の症状のうち少なくとも 3 つが，臨床的に意味のある程度にほとんど毎日，存在している。さらに，これらの症状は少なくとも過去 1 カ月間，ほぼ毎日起きている。 (1) その死以来，同一性の破綻（例：自分の一部が死んだような感覚）。 (2) その死が信じられないという強い感覚。 (3) その人が死んでいることを思い出させるものからの回避（児童および青年では，思い出させるものを避けようとする努力によって特徴づけられるかもしれない）。 (4) その死に関連した激しい情動的苦痛（例：怒り，恨み，悲しみ）。 (5) その死以来，対人関係や活動を再開することの困難（例：友人と関わること，興味を追求すること，将来の計画を立てることなどの問題）。 (6) その死の結果，情動が麻痺する（情動的体験の欠如または著しい減少）。 (7) その死の結果，人生が無意味であると感じる。 (8) その死の結果，強い孤独感を感じる。
D	その障害は，臨床的に意味のある苦痛，または社会的，職業的，または他の重要な領域における機能の障害を引き起こしている。
E	その死別反応の持続期間と重症度は，その人の文化や状況に対して期待される社会的，文化的，または宗教的な基準を明らかに超えている。
F	その症状は，うつ病や心的外傷後ストレス症などの他の精神疾患によってうまく説明されるものではなく，物質（例：医薬品，アルコール）または他の医学的状態の生理学的作用によるものでもない。

〔American Psychiatric Association，日本精神神経学会・日本語版用語監修：DSM-5-TR 精神疾患の診断・統計マニュアル．医学書院，2023より〕

索 引

読者アンケートのご案内

本書に関するご意見・ご感想をお聞かせください。

下記QRコードもしくは下記URLから
アンケートページにアクセスしてご回答ください
https://form.jiho.jp/questionnaire/book.html

※本アンケートの回答はパソコン・スマートフォン等からとなります。
　稀に機種によってはご利用いただけない場合がございます。
※インターネット接続料、および通信料はお客様のご負担となります。

エビデンスでわかる

トラウマ・PTSD診療

定価　本体3,000円（税別）

2023年9月18日　発　行

著　者　　大江 美佐里
　　　　　おおえ　みさり

発行人　　武田 信

発行所　　株式会社 じほう

　　　　　101-8421　東京都千代田区神田猿楽町1-5-15（猿楽町SSビル）
　　　　　振替　00190-0-900481
　　　　　＜大阪支局＞
　　　　　541-0044　大阪市中央区伏見町2-1-1（三井住友銀行高麗橋ビル）
　　　　　お問い合わせ　https://www.jiho.co.jp/contact/

©2023　　　　　装幀・組版　HON DESIGN　　印刷　音羽印刷㈱
Printed in Japan

ISBN 978-4-8407-5529-0